珍版海外中醫古籍善本叢書

明·王良璨 編

鄭金生 校點

小青囊

（校點本）

人民衛生出版社
·北京·

醫典重光

圖書在版編目（CIP）數據

小青囊：校點本 /（明）王良璨編；鄭金生校點
. —北京：人民衛生出版社，2024.3
（醫典重光：珍版海外中醫古籍善本叢書）
ISBN 978-7-117-35323-6

Ⅰ. ①小⋯　Ⅱ. ①王⋯ ②鄭⋯　Ⅲ. ①中國醫藥學—
中國—明代　Ⅳ. ①R2

中國國家版本館 CIP 數據核字（2023）第 187363 號

醫典重光——珍版海外中醫古籍善本叢書

小青囊（校點本）

Yidian Chongguang——Zhenban Haiwai Zhongyi Guji Shanben Congshu
Xiao Qingnang（Jiaodianben）

編：明·王良璨
校　　點：鄭金生
出版發行：人民衛生出版社（中繼綫 010-59780011）
地　　址：北京市朝陽區潘家園南里 19 號
郵　　編：100021
E - mail：pmph @ pmph.com
購書熱綫：010-59787592　010-59787584　010-65264830
印　　刷：北京雅昌藝術印刷有限公司
經　　銷：新華書店
開　　本：889×1194　1/16　　印張：14　　插頁：1
字　　數：222 千字
版　　次：2024 年 3 月第 1 版
印　　次：2024 年 3 月第 1 次印刷
標準書號：ISBN 978-7-117-35323-6
定　　價：149.00 元
打擊盜版舉報電話：010-59787491　E-mail：WQ @ pmph.com
質量問題聯係電話：010-59787234　E-mail：zhiliang @ pmph.com
數字融合服務電話：4001118166　E-mail：zengzhi @ pmph.com

珍版海外中醫古籍善本叢書

叢書顧問

　　王永炎

　　真柳誠 [日]

　　文樹德 (Paul Ulrich Unschuld)[德]

叢書總主編

　　鄭金生

　　張志斌

校點凡例

一、《小青囊》爲明·王良璨編次，約成書于明晚期。今以存世孤本、日本延寶三年（1675）刻本爲校點底本。

二、本書採用橫排、繁體，現代標點。繁體字以 2021 年版《古籍印刷通用字規範字形表》爲準（該字表中如無此字，則按原書）。原書豎排時顯示文字位置的"右""左"等字樣一律保持原字，不做改動。原底本中的雙行小字，今統一改爲單行小字。

三、底本各卷前原有提要式目錄（卽目錄中還簡載内容），此不合現代目錄體例。今據正文實際内容新編全書目錄，原書卷前目錄則作爲資料保存。書中各主方下的衍生方甚多，但多數衍生方内容極簡且接連排列，故僅示方名，不出頁碼。

四、校點本對原書内容不删節、不改編，盡力保持原書面貌，因此原書可能存在的某些封建迷信内容，以及某些不合時宜或來源于當今受保護動植物的藥物（如虎骨、犀角等）仍予保留，請讀者注意甄別，勿盲目襲用。每卷後重複出現的書名卷次等，則徑删不出注。

五、本書爲孤本僅存，引用文獻甚少，且多不注出所引書名，僅列作者名。本書校勘時盡量追溯原文，若底本引文雖有化裁，但文理通順，意義無實質改變者，不改不注。惟引文改變原意或文義不通時，方據情酌改，或仍存其舊，均加校記。

六、凡底本的異體字、俗寫字，或筆畫有差錯殘缺，或明顯筆誤，均徑改作正體字，一般不出注，或于首見處出注。本書常見易混之形似字甚多，如"疽、疸""末、未""元、亢"等，以及若干自造簡化字，亦徑改不注。

七、原書的古今字、通假字，一般不加改動，以存原貌，如藏（臟）、府（腑）
　　等字。

八、凡屬難字、冷僻字、異讀字，以及少量疑難術語，酌情加以注釋。原稿漫
　　漶不清、脫漏之文字，用方框"□"表示，不另加注。若能通過考證得以
　　解决，則加注説明。首次出注，後同則不另加注。

九、不規範的醫藥術語名詞，凡屬誤名者均改爲正名，必要時在該名首次出
　　現時加注説明。別名不改。若屬異名，或名稱異寫、俗寫者（如黄耆－黄
　　芪、薑－姜等），原則上均依底本，必要時予以改正，并在首次改正時加注
　　説明。

目錄[1]

---

[1] 目錄:原書目錄置於各卷前,諸方後附加減方藥、別名及少數劑量、劑型等內容,此不
合現代目錄體例。今將原目錄作爲提要資料置於各卷前,另據實際內容新編此目錄。
主方之後諸方衆多,故僅示方名,不出頁碼。

[2] 附方目錄:卽原書各卷前之目錄。

卷之[1]一

附方目錄[2]

---

1 之：原無，今按下"湯名"卷次例加"之"字。以下諸卷同，不另出注。

2 附方目錄：此爲原書卷前目錄，今作爲原始資料保存。原方名後常缺"湯""散"諸字，爲免繁注，後補之字括以六角符號"〔 〕"。方名後小字注則予校勘與正文差異。

第一　四君子湯 附方三十二[1]

四君加白芍高良姜湯 加白芍、良姜。

加味四君子〔湯〕[2] 加秦芄、黃蠟。

朱君散[3] 加朱砂、麝香。

加減四君子〔湯〕加黃芪、扁豆、藿香。

烏蝎四君子〔湯〕加川烏、全蝎。

六神湯 加黃芪、扁豆。

七珍湯 加山藥、黃柏、粟米、姜末[4]。

參苓白术散 加山藥、扁豆、砂仁、蓮肉、薏苡仁、桔梗。

平和[5]飲子 去白术，加升麻。

四君子加薑附[6]厚朴湯 加生姜、附子、厚朴。

胡洽酸棗仁湯 加酸棗仁。

錢氏[7]異功散 加陳皮。

補中湯 作丸名調中丸，加乾姜。

六君子湯[8] 加黃芪、山藥。

惺惺散 加桔梗、細辛、花粉[9]。

錢氏白术散 加木香、藿香、乾葛。

內救散 加木香、藿香、茯神。

仲景附子湯 生[10]附、官桂、芍藥。

----

1 二：原作“三”，今據正文實際方數改。
2 〔湯〕：六角符號中的文字原脫，據正文補。爲免繁注，原卷前目錄脫字均用六角符號“〔 〕”括住以爲標記。下同徑補。
3 散：原作“湯”，據正文改。
4 姜末：原脫，據正文補。
5 和：原字殘，據正文補正。
6 附：原脫，據正文補。
7 錢氏：原脫，據正文補。
8 六君子湯：此下原作“加陳皮、半夏；又六君子湯，加黃芪、山藥”。正文無加陳皮、半夏之六君子，故刪前一同名方。
9 花粉：卽天花粉，正文作“瓜蔞根”。
10 生：原缺，據正文補。

養脾丸 加麥蘖[1]、砂仁、乾姜。

半夏湯 加附子、官桂、半夏。

加味四柱飲 去甘草，加木香、附子。

仲景茯苓飲 去甘草，加枳實、陳皮。

甘草湯 去人參，加官桂。

斷下湯 去人參，加草果。

八珍湯 合四物湯。

調胃散 合平胃散。

六君子湯 合二陳湯。

又六君子〔湯〕合二陳，去甘草，加枳殼。

赤茯苓湯 合二陳，去甘草，加川芎。

四獸[2]飲 加陳皮、半夏、草果。

十全[3]大補湯 合四物湯，加黃芪、肉桂。

易簡[4]胃風湯 合四物湯，去甘草、地黃，加桂。

---

1 蘖：原字殘，據正文補正。

2 獸：原字殘，據正文補正。

3 全：原字殘，據正文補正。

4 易簡：原缺，據正文補。

卷之一

湯名[1]

秣陵求如王良璨玉卿氏編次

---

1 湯名：原在"卷之一"前，今移至卷次之後。以下各卷均同。

第一　四君子湯

本方加減湯名廿四[1]方，合和湯[2]名八方，共計三十二[3]方，附於後

四君子湯方 補氣之總劑。譬如渾厚和平之君子，不爲奸險卒暴之小人，故命名曰"四君子"。

人參 君。一兩。補肺和脾，能動肺火，吐血、久嗽、面黑氣實之人忌之。

白术 臣。一兩。土炒。健脾燥濕。動氣者不宜。忌桃、李、雀肉、胡荽、大蒜、青魚。

茯苓 佐。一兩。降氣滲濕。目病者不宜。忌醋及酸物。

甘草 國老。五錢。補脾和中。忌菘菜，反甘遂。

右㕮[4]咀，每服四錢，水一盞，生薑七片，煎六分，去滓服。

手足痿弱[5] 治手足痿弱：吳山甫[6]曰：陽明虛，宗筋失養，不能束骨而利機關，故令手足痿弱。夫陽明者，胃也。胃爲土，土者，萬物之母。《易》曰：至哉！坤元。萬物資生。若胃土一虛，百骸失養，而絕其生氣矣，故宗筋縱弛。是方也，人參、甘草，甘溫之品也。甘者土之味，溫者土之氣，故足以益陽明。白术、茯苓，燥滲之品也，燥之則土不濡，滲之則土不濕，故足以益脾胃。凡人大病之後，手足痿弱者，率是陽明經虛也，能於胃而調養之，則繼東垣之戒矣。

治諸急病，遺尿不禁：諸急病，謂卒然暴僕也。吳山甫曰：遺尿不禁者，形氣將脫。無形之氣不足以固有形之溺也。甘溫爲陽，可使益氣。四味皆甘溫，故可用之。或問：茯苓淡滲，當遺尿之時，可以去否？曰：苓有二品，枯而不澤者宜去，若堅潔而潤者，則亦不嫌。其爲苓也，用之引人參以就下，直達膀胱，誰曰不可？○東垣曰：小[7]便多而能止。

大便血 治年[8]高氣弱有痔，誤服攻痔之藥，致血大下不止而虛脫者。吳山

1　四：原作"三"，據實際方數改。
2　合和湯：指配合其他藥方組成的新方。
3　二：原作"一"，原目錄作"三"，今據實際方數改作"二"。
4　㕮：原字殘，據文義補正。
5　手足痿弱：原系眉批，今加方框置於各條之前。下同。
6　吳山甫：卽明·吳崑，字山甫。著《醫方考》（1584 年）。
7　小：原字殘，據《湯液本草》改，與殘筆合。
8　年：原字殘，據下引"吳山甫"言"故年高氣弱"補正。

甫曰：血，有形之陰也，必賴無形之氣以固之。故年高氣弱則血下，久藥損氣則血下。是方也，皆甘溫益氣之品也。大氣充盈，自足以固有形之血。譬之乾元充盈於兩間，自能舉乎大地，而無傾陷之危者也。

吐瀉轉筋　若吐瀉轉筋，頭痛自汗，脉虛者，加桂。桂，主霍亂轉筋。

若中風半身不遂在右，爲氣虛有痰，合二陳湯加竹瀝、姜汁。嗝噎加童便、竹瀝、薑汁、韭汁、牛羊乳。

勞　勞極傷脾，面色痿黃，唇吻焦燥，飲食無味，腹痛腸鳴瀉痢，四肢倦怠，脉虛濡數。加酒芍、蓮肉、薏苡仁、白扁豆、山藥、豬苓、澤瀉。

痿　氣虛成痿，加參、术、黃芩、黃柏。

痢　痢疾，力倦氣少，脾胃虛而惡食，此爲挾虛，加當歸、芍藥補之。

下痢久而氣血大虛，腹痛頻，併後重不食，或產後得此，加當歸、陳皮、糯米。

泄　氣虛泄瀉，加白芍、升麻。

泄　水瀉而腹不痛者，屬氣虛，倍白术，加黃芪、升麻、柴胡、防風，補之以提之。

便血　脾胃虛弱，便血不止，依本方。

瘡　治瘡瘍，午前發熱。

吐　小兒嘔吐，加丁香、橘紅、炮乾姜、姜、棗去核。

治小兒傷食瀉。

痘瘡，大便不硬，一日一行，則內之穀氣有限，而氣血易衰，順和中加炙黃芪、木香、青皮。

痘，大便泄，依本方。

痘，吐利，依本方。如吐酸水，利黃色，或青綠，氣臭，皆熱也，不可與服。若吐清淡水，利清白、不臭，乃內虛也，宜與之。

痘，利久不止，本湯送肉豆蔻丸。肉豆蔻丸治脅塞而利，方用肉豆蔻、木香、砂仁、白龍骨、訶子肉各五錢，赤石脂、枯礬各七錢半，麵糊丸黍米大，一歲五十丸。

痘，曾多吐瀉，脾臟虛怯，手足厥冷，此爲惡候，不可單用發表，急宜補，加黃芪、桂枝、防風以發之。發後以本方加黃芪、白芍、當歸、桂心，以補脾養氣血也。

痘，不因內傷外感，一向熱而不出，此里氣虛，不能驅其毒使之卽出，而毒邪得以留連停伏於臟腑腸胃間。宜先托里，加黃芪。

痘，紅潤而形平。陷者，血至而氣不充也，宜補氣，加黃芪、川芎、桂。

痘，灰白者，氣虛也，加黃芪、當歸、桂。

痘，起發遲滯，頂平灰白，氣虛也。瀉未止者，本方下肉豆蔻丸。方見於前。

腸風　若腸風、五痔下血，面色痿黃，加黃芪、白扁豆。黃芪主腸風五痔，白扁豆主風氣。

暴死痰飲　若暴死有痰聲者，名痰厥，加竹瀝、姜汁。吳山甫曰：痰厥者，虛陽載痰上逆之名也。所以令人暴死者，頑痰塞其清陽呼吸之道也。痰既塞而氣欲通之，故喉中有聲。《經》曰：壯者氣行則愈，怯者着而成病。故用溫補之味以壯氣，佐之竹瀝、姜汁以行痰。

耳鳴脚軟　若耳鳴脚軟力乏，口淡無味，姜、棗煎服。爲細末服最可。

附：本方加減湯名治病

吐瀉　**四君子加白芍高良姜湯**　卽本方加白芍、良姜。治吐瀉轉筋，腹痛體重，脉沉細者。白芍主腹痛。

勞嗽　**加味四君子湯**　卽本方加秦艽、黃蠟等分。治勞嗽[1]。

吐瀉　**朱君散**　卽本方加朱砂、麝香爲末，燈心、鈎藤湯下。治小兒虛弱，驚悸、吐瀉後有此證并糞青。

吐瀉　**加減四君子湯**　卽本方加黃芪、扁豆、藿香。治吐瀉。

驚　**烏蝎四君子湯**　卽本方加川烏、全蝎。治慢驚風。

脾虛　**六神湯**　卽本方加黃芪、扁豆。治痔漏下血，面色痿黃，脾胃虛弱，四肢乏力，飲食無味，中氣下陷，不能攝血，并脾胃虛吐瀉。

勞　**七珍湯**　卽本方加山藥、黃柏、粟米、姜末，治勞瘵咯血。

參苓白术散　卽本方加山藥、扁豆、砂仁、蓮肉、薏苡、桔梗，治脾胃虛弱泄瀉，一切病後，以此養胃。○如治禁口痢，加石菖蒲、枳殼、陳倉米。

變蒸　**平和飲子**　卽本方去白术、加升麻。治小兒變蒸，三日進一服。

1　治勞嗽：原爲小字。按本書體例，衍生方後的主治以大字爲多，據此改大字。下同徑改。

霍亂吐瀉 **四君子加薑附厚朴湯**　即本方加生姜、附子、厚朴。治霍亂吐瀉，四肢拘急，脉沉遲者。姜主霍亂轉筋吐瀉，附子主霍亂轉筋，厚朴療霍亂轉筋及腹痛。

振悸不眠 **胡洽酸棗仁湯**　即本方加棗仁。治振悸不得眠。

脾虛腹痛自利 **錢氏異功散**　即本方加陳皮。治脾胃虛冷，腸鳴腹痛自利，不思飲食。○又宜病後調理。○又凡小兒虛冷病，先以數服正其氣，溫中和氣之劑也。

傷寒兩感 **補中湯**　作丸名調中丸。即本方加乾姜。治脾胃不和而作嘔。○又治傷寒兩感。

健脾 **六君子湯**　即本方加黃芪、山藥。治傷寒汗下之後，將見平復，服此調理，健脾進食。

小兒風熱痘疹 **惺惺散**　即本方加桔梗、細辛、瓜蔞根。治小兒風熱瘡疹，傷風時氣，頭痛壯熱，目澀多眠，咳嗽氣粗，鼻塞清涕，或傷食。生姜三片，薄荷三葉，煎服。

小兒肌熱、脾虛泄瀉 **錢氏白术散**　《易簡》亦名惺惺散：即本方加木香、藿香、乾葛。治小兒脾虛肌熱，泄瀉，胃熱煩渴。○吳山甫曰：脾虛者，補之以甘，故用四君子；肌熱者，療之以清，故加以葛根；脾困者，醒之以香，故佐以木、藿。

小兒泄瀉 **內救散**　即本方加木香、藿香、茯神。止小兒泄瀉。

風寒濕痹 **仲景附子湯**　即本方加生附、官桂、芍藥。治風寒濕痹，骨節痛，皮膚不仁，肌肉重着，四肢緩縱，腰脚痠痛。

養脾胃 **養脾丸**　即本方加麥蘗、砂仁、姜，蜜丸。補養脾胃。

半夏湯　即本方加官桂、半夏、附子。一名大半夏湯。

真陽耗散 **加味四柱飲**　即本方去甘草，加木香、熟附子。治丈夫元藏氣虛，真陽耗散，兩耳常鳴，臍腹冷痛，頭眩目暈，四肢倦怠，小便數滑，泄瀉不止。姜、棗煎服。大病後尤宜調理。

停飲吐水 **仲景茯苓飲**　即本方去甘草，加枳實、陳皮。治胸中停飲，心下宿水，吐水，氣滿，不飲食。

停飲目眩 **甘草湯**　即本方去人參，加官桂。治停飲目眩。

赤白痢 **斷下湯**　即本方去人參，加草果。如[1]术、茯苓、甘草五分，用帶殼草果一兩。

1　如：此下舉例說明該方藥物的用量比例。

治久痢赤白，不問老幼。用罌粟殼十四枚，去筋膜、萼蒂，剪碎，醋浸爲粗末，同劑姜、棗、烏梅煎服。赤痢加黑豆二粒。白痢加乾姜。五分。

附：本方合和湯名治病

補氣血 **八物湯**　即本方合四物湯，一名八珍湯。補氣血，和陰陽。

健脾和胃 **調胃散**　即本方合平胃散。健脾和胃。

氣虛痰 **六君子湯**　即本方合二陳湯，治氣虛，痰氣不利。又治久病胃虛，聞穀氣而嘔。又治脾虛鼓脹，手足倦怠，短氣溏泄。

久病胃虛及脾虛脹 又**六君子湯**　即本方合二陳湯，去甘草，加枳殼。治素有痰飲，胸膈痞滿，脾胃虛寒，不嗜飲食，服燥藥不得者。

順氣消痰止嘔 **赤茯苓湯**　即本方合二陳湯，去甘草，加川芎。順氣消痰止嘔，調中益氣，補胃驅濕。

瘴瘧 **四獸飲**　即本方合二陳湯，加草果。治五臟氣虛，喜怒不節，勞役兼致，陰陽相勝，結聚涎飲，與胃氣相搏，發於瘧疾。○又治瘴瘧，用烏梅、姜、棗煎，入鹽少許[1]，浸前藥食頃，紙包水濕，慢火煨令香熟，焙乾。每用五錢，水煎，未發前連進數服。

五勞七傷 **十全大補湯**　即本方合四物湯，加黃芪、肉桂。治男婦諸虛不足，五勞七傷，生血氣，補脾胃。

肉極 又治肌肉消瘦，皮膚枯槁，謂之肉極。

血虛 又治一切血虛，往來寒熱，或五心常熱，言語無力，面色痿黃，頭目昏暈。

過耗神氣 又治言語讀誦，過耗神氣，致成虛損，是謂叫呼走氣。○又治思慮過度，嗜欲無節，或病後將息失宜成勞，頭旋眼暈，身疼脚弱，心怯氣短，自汗盜汗，或五心常熱，或往來寒熱，或骨蒸作熱，夜多惡夢，晝少精神，耳內蟬鳴，口苦無味，飲食減少。

痙 又治發汗過，因而成痙。○又治瘡家，雖身疼，不可發汗，發則成痙。○又治痢後氣血大虛。

胸痛 又治胸膈痛，橫滿胸間。○又治去血多而渴。

1　許：原作計，據字形及文義改。

勞瘵 又治勞瘵久不差，真氣以耗，邪氣猶存。

經不調[1] 又治脾胃虛弱，氣不運行，以致經血不調。

癰疽 又治癰疽不作膿，或熟而不潰者，虛也。○又治癰疽潰後，寒氣襲於瘡口不斂，或下陷不斂。

瘡 又治瘡久，血氣虛弱，頭面腹背皆瘡疥。

痘皮薄 又治痘皮嫩薄，如淫濕之狀，或食少自利。

痘不起 又治痘出已盡，當起不起，或起不透。此里氣虛，毒氣留伏，壅遏而不出，必增煩躁腹滿、喘促，或後爲癰毒，急宜此救里。

痘陷色枯 又治痘形平陷，色枯萎。

痘遲發 又治痘起發遲，頂平灰白，去地黃，加木香。

痘中無水 又治痘如浮囊虛起，殼[2]中無水，後必變癢塌爲癰腫，急宜服此，去白术，加牛蒡子、連翹、防風，燒人尿。○又治痘虛癢。

痘爛、痘後手足拘攣 又治痘膿熟潰爛。又治痘後手足拘攣，屈伸不便，去地黃、茯苓，加續斷。

痘後蝕瘡 又治痘後疳蝕瘡，時痛，出血，日久不痊。

痘持[3]崩 又治婦人一向崩漏未止，當天行痘疹，宜用此大補氣血。

痘時月水 又治女人出痘止，當起發灌漿之時，經水忽來，痘陷伏者。

孕婦痘 又治孕婦痘甚時，忽臨正産者。

産後痘 又治産後痘疹。

泄瀉 **易簡胃風湯** 卽本方合四物湯，去甘草、地黃，加桂。治大人、小兒風冷，乘虛客于腸胃，水穀不化，泄瀉注下，及腸胃濕毒，下如豆汁，或下瘀血者。

1　不調：原作“加勻”，義晦，據其下主治改。

2　殼：原誤作“穀”，據文義改。

3　持：原字小而模糊，據字形及主治揣測爲此字。

卷之二

附方目錄

第二　四物湯 附方五十三

四物二連〔湯〕加黃連、胡黃連

四物大黃〔湯〕加大黃

奇效四物〔湯〕加膠、艾、黃芩

風六合湯 加秦芁、羌活

又風六合湯 加防風、羌活

虛寒六合〔湯〕加乾姜、附子

濕六合〔湯〕加白术、茯苓

熱六合〔湯〕加黃連、梔子

氣六合〔湯〕加木香、檳榔

氣虛六合〔湯〕加桂枝、地骨皮

風濕六合〔湯〕加蒼术、防風

升麻六合〔湯〕加升麻、連翹

大黃六合〔湯〕加大黃、桃仁

人參六合〔湯〕加人參、五味

厚朴六合〔湯〕加厚朴、枳實

梔子六合〔湯〕加梔子、黃芩

石膏六合〔湯〕加石膏、知母

茯苓六合〔湯〕加茯苓、澤瀉

琥珀六合〔湯〕加琥珀、茯苓

膠艾六合〔湯〕加膠、艾

附子六合〔湯〕加附子、官桂

玄胡六合〔湯〕加玄胡、川楝

黃芩六合〔湯〕加黃芩、白术

芍藥六合〔湯〕倍芍藥，加黃芪

香桂六合〔湯〕加香附、官桂

六合湯 加官桂、蓬术

四物膠艾〔湯〕加膠、艾、甘草

溫六湯 加羌活

黃芪解肌〔湯〕加人參、黃芪、甘草、蒼术

保安湯 加砂仁、甘草

六神湯 加地骨皮、黃芪

茱萸四物〔湯〕加茱萸

四物桔梗〔湯〕加桔梗、黃柏、竹瀝、姜汁

四物龍膽湯 加膽草、防風、防己、羌活

四物玄明飲 加車前、木通、玄明粉

參术飲 加人參、白术、陳皮、半夏

羌活龍膽湯 加羌活、防風、龍膽草、防己

地黃當歸湯 一名內補丸。去川芎、芍藥

君臣散 一名芎歸湯，一名當歸湯，一名佛手散、一名琥珀散，一名驗胎散，卽本
　　　方去地黃、芍藥

羊肉湯 去地黃、芍藥，加羊肉

桂香湯 去地黃、芍藥，加桂

靈苑[1]丹 去地黃、芍藥、當歸

四神湯 爲末，名四神散。去地黃，加乾姜

金匱當歸〔散〕去地黃，加黃芩、白术

增損四物〔湯〕去地黃，加乾姜、人參、甘草

犀角地黃〔湯〕去芎、歸，加犀角、牡丹皮

八珍湯 合四君子

三和湯 合涼膈散

玉燭散 合調胃承氣湯

柴胡四物湯 合小柴胡

解毒四物湯 合黃連解毒

茯苓補心湯 合參蘇飲

十全大補湯 合四君，加黃芪、桂

---

1 苑：原作“莕”，正文作“苑”，與《醫壘元戎》卷十一“靈苑丹”合，因改。

卷 之 二

湯 名

秣陵求如王良璨玉卿氏編次

涇川完素楊文見　　助梓

第二　四　物　湯

本方加減湯名四十六方，和合湯名七方，共計五十三方，附於後。

四物湯方　治血之總劑，婦人之要藥。

當歸　君。和血歸經。如血刺痛，非此不除。通腎經。《湯液本草》云：治上酒浸，治外酒洗。痰，以姜汁透。與菖蒲、海藻相反。

芍藥　臣。涼血補脾。如腹中虛痛，非此不除。通脾經。產後不可用白芍，以其酸寒，能伐生發之氣故也。如用之，則以酒、童便浸制，炒，去其酸之性，但存生血之能，無妨。又云：虛寒人禁之。

地黃　佐。生者，生血寧心；熟者，補血滋腎。如臍下痛，非此不除。通心、腎二經。《湯液本草》云：治外、治上酒制。痰，以姜汁制。忌銅、鐵及蘿蔔。犯之男子損榮，女子損衛，白人鬚髮。

川芎　使。行血通肝，治風泄也。如血虛頭痛，非此不除。通肝經。丹溪曰：久服令人暴亡，不可單用之，則走散真氣。既使他藥佐之，亦不可久服，中病便已。

右各等分，每服六錢，水一鍾半，煎八分，去渣，溫服。若婦人。常服。春脉弦、頭痛，加防風，倍川芎。夏脉洪、飱泄，加黃芩，倍白芍。秋脉沉澀、血虛，加天門冬，倍地黃。冬脉沉，寒而不食，加桂枝，倍當歸[1]。

經水不及期來者，血熱也。丹溪曰：加黃連，忌豬肉，食之漏精。又曰：氣血俱熱也，宜涼氣血。去川芎，加柴胡、主血，主氣。黃芩、香附。血中之氣藥。

經水過期　經水過期而來者，血虛也。丹溪曰：宜補，加黃芪、補血，主月候不調。升麻、陳皮。

經水紫黑　經水過期，紫黑有塊，血熱也，作痛。丹溪曰：加香附、黃連、柴胡。《象》曰：產前產後必用之藥。

經水色淡　經水過期，色淡者，丹溪曰：痰多也。去白芍、地黃，加二陳湯。

經水不調腹痛　經水不調，心腹疼音朽，急痛也。痛去白芍、地黃。

經水色淡　經水不調，淡白色，宜補氣血。丹溪曰：去川芎，走散真氣。加人參、補氣，通血脉。黃芪[2] 補氣血，調月水、香附。如兼腹痛，加阿膠、主心腹痛，補血

1　歸：原作“皈”，日本刻本作“歸”字，今改。下同徑改。

2　芪：原作“蓍”，音義均誤，據《神農本草經》改。下同徑改。

益氣。艾、止腹痛。玄胡。治月水不調,小腹痛。

　　经水將來作痛 經水將來作痛,血實也,一云氣滯。丹溪曰:加桃仁、苦能泄滯血,甘能生新血,又去血中之熱。紅花與當歸同用則和血。香附。

　　经來時肚痛 經水來時肚痛。丹溪曰:加陳皮、玄胡、牡丹皮、通月經,忌蒜。甘草。利血氣。痛甚者,豆淋酒。調中下氣。痛緩者,童便煮砂仁、條芩,末爲丸。

　　经欲行、臍絞痛 經水欲行,臍腹絞痛,血澀也。加玄胡、檳榔、破滯氣、血積聚。苦棟¹、炒焦,主上下腹痛。木香。治中下焦氣結滯,須用檳榔爲使。丹溪曰:行肝經氣。

　　经水臨行腰腹痛² 經水臨行,腰疼腹痛,乃血滯,有瘀血。丹溪曰:加桃仁、紅花、主心腹中血氣刺痛,破留血。莪术、主心腹痛,療女人血氣,通月水,消瘀血。《液》云:其色黑,破氣中之血。雖爲泄劑,亦能益血。醋炒用。玄胡、香附、木香。發熱加黃芩、柴胡。

　　经行腹腰背痛 經行腹痛,腰背痛,加芸薹、破結血之病。牛膝、主腰脊痛,通月水血結,益精。忌牛肉。紅花、吳茱萸、主腹內絞痛。菴藺、通月水。甘草、主腰痛。燈心。銀器煎服。

　　经水少 經水少而色和者,倍熟地黃、當歸。

　　同,色淡 經水少而色淡者,加紅花。益血,益色。

　　经水數少 經水數少,或脹或痛,四肢疼痛,加玄胡、沒藥、破血,止痛。白芷,主月水閉。共爲末,淡鹽³湯下。

　　经水微少 經水微少,漸漸不通,手足頑疼,漸瘦,生潮熱,脉微數。去地黃、川芎,加澤蘭葉三倍、養血氣,治產前產後百病,女人勞瘦。甘草半分。

　　经水適來適斷 經水適來適斷,或有往來寒熱。先服小柴胡湯去寒熱,後以本方和之。如寒熱不退,勿服本方,是謂變證。表邪猶有,不能效也。

　　经水暴下 經水暴下,加黃芩。若腹痛,加黃連。夏月不去黃芩。璨謂暴下乃血熱所致,熱則流通義也,故加黃芩、黃連之苦寒以清熱,使血循⁴經而不妄行也。

　　经水過多 經水過多,別無餘證,加黃芩、白术。名黃芩六合湯。丹溪曰:加

---

1 棟:原作"練",據《神農本草經》改。下同徑改。

2 痛:原無,據其下主治補。

3 鹽:原誤作"監",據字形及文義改。

4 循:原作"脩",據字形及文義改。

參、术。帶痰加南星、半夏。又曰：去熟地黃，加生地黃。

經水淋瀝 經水淋瀝不斷，加蓮房。蓮能止血，房主腹痛、血脹。

經水如黑豆汁，加芩、連，熱甚也。氣衝經脉，月事頻併，臍下多痛，倍白芍，加黃耆。主腹痛，月候不調。

月事頻併 經水過後作痛，氣血俱虛。丹溪曰：虛中有熱，合用四君子湯。

經枯經閉 經枯經閉，加桃仁、紅花。

經閉 經閉加枳殼、大黃、下血閉，老血留結，通經。荊芥、下瘀血，通血脉。黃芩、下血閉，爲大黃使。青皮、滑石、逐凝血。木通、破血，閉經不通。瞿麥子、下閉血，通腎氣，治月水不調，只用蕊殼。海金沙、山梔、治血滯。車前子。葉及根主瘀血，下血下氣。

陰虛經不通 陰虛，血脉久不通，小便澀，身體疼痛。丹溪曰：加蒼术、治腰膝及五勞七傷。牛膝、通月水血結，益精。陳皮、生甘草、通經脉，利血氣。肉桂、黃芪、木通 調月水。紅花、姜、棗。

經不通 經水不通，加野苧根、行滯血、破血。牛膝、紅花、蘇木，主月水不調，破死血。舊酒同煎。

血崩 血崩，不黑成塊者，熱也，加黃連。血崩，加生地、蒲黃、主崩中不住，消瘀血、止血。消腫生用，補血、止血炒用。黃芩、阿膠、艾。主漏血。

血崩，加黃芩、阿膠、艾。名**奇效四物湯**。

血崩，丹溪曰：先以白芷湯調百草霜、棕灰治其標，次四物湯加乾姜調理。

血藏虛冷、崩中，去血過多，加阿膠、艾。

血崩淋瀝不斷，本方四兩，加炮附子一個，赤石脂一兩。主崩中漏下，澀可以去脫，石脂爲收斂之劑，甘酸爲陽中之陰，固脫。

漏下乃熱而虛。丹溪曰：加黃連。崩漏，加人參二錢，吳茱萸一錢，姜、棗煎服。

血崩氣血虛，加參、耆。

注崩，補血。加百草霜、棕灰、首綿、炒蒲黃、龍骨、白姜。

白帶 白帶，加肉桂、蒲黃、治帶下，止泄精，炒用。百草霜、甘草、黑豆、白术、玄胡、白姜、龍[1]骨，空心鹽湯酒下。

---

1 龍：原字殘，據文義補。

赤白帶下，本方四兩，加香附、官桂各半兩。名**香桂六合湯**。

帶下及便血，加荊芥、地榆。主赤白[1]帶下。

胎動血下 胎動不安，下血不止，頭痛寒熱，耳鳴，爲血虛勞傷所致。加黃芩、荊芥、止血。生地、赤芍、生姜。

胎動血下 胎動不安，下血不止，加艾、阿膠、黃耆。補血。一方加葱。

安胎及漏胎下血，加阿膠、艾、甘草、炒蒲黃。

子煩 妊娠心腹煩躁而悶亂者，子煩也，加竹茹。

惡阻 妊娠惡心而阻隔飲食，生寒熱，面青者，名惡阻。從痰治，加陳皮、茯苓、甘草、枳殼、白术。

漏胎 胎動漏血不止，名漏胎。加黃耆、側柏、阿膠、甘草、續斷。

妊娠小腸氣 妊娠小腸氣痛，加木香、茴香。

妊娠嗽 妊娠咳嗽，加枳殼、甘草、款冬花、知母、馬兜鈴、半夏、木通、葶藶、人參、桔梗、麥門冬。

胎氣脚痹 胎氣衝肝，脚痹，行步難。加枳殼、木通、甘草、連翹、荊芥、羌活、獨活、山梔、燈心，空心服。

臨産小腹痛 臨産小腹緊痛，加紅花、滑石、甘草、燈心、葵花子。

妊娠喑哑 妊娠喑哑[2]，本方合調胃承氣湯。名**玉燭散**。

轉胞 妊娠轉胞，加參、术、陳皮、半夏。名**參术飲**。

常保胎氣，本方[3]：

妊娠常服，去地黃，加黃芩、白术，名**金匱當歸散**。養血清熱之劑也。瘦人血少有熱，胎動不安，素曾半産者服之，以清其源而無咎也。

妊娠傷寒中風有汗 妊娠傷寒，中風，表虛自汗，頭痛項強，身熱惡風，脉浮而弱，太陽經病。本方四兩，加桂枝、地骨皮各七錢。名**表虛六合湯**。

妊娠傷寒無汗 妊娠傷寒，頭痛身熱，無汗，脉緊，太陽經病。本方四兩，加麻黃、細辛各半兩。名**表實六合湯**。

妊娠傷風自汗 妊娠傷風自汗，加人參、黃耆、蒼术、甘草。名黃耆解肌湯。

妊娠傷寒中風濕 妊娠傷寒，中風濕之氣，肢節煩痛，脉浮而熱，頭痛者，太

---

1 帶下……赤白：原句多字殘缺，據殘筆及文義補。

2 喑哑：原殘，據眉批補。

3 方：原脫。據下文常提到"本方"補。

陽標病也。本方四兩，加防風、蒼术各七錢。名**風濕六合湯**。

妊娠傷寒下後發班 妊娠傷寒下後，過經不愈，溫毒發班如綿紋者，本方四兩，加升麻、連翹各七錢。名**升麻六合湯**。

妊娠傷寒脅痛 妊娠傷寒，胸脅滿痛而脉弦，少陽經病。本方四兩，加柴胡、黃芩各七錢。名**柴胡六合湯**。

妊娠傷寒大便硬、小便赤 妊娠傷寒大便鞕，古硬字。小便赤，氣滿而脉沉數，陽明、太陽合病也。急下者，本方四兩，加大黃五錢，桃仁十個炒。名**大黃[1]六合湯**。

妊娠傷寒下後咳嗽 妊娠傷寒下後咳嗽不止。本方四兩，加人參、五味各五錢。名**人參六合湯**。

妊娠傷寒下後痞 妊娠傷寒下後虛痞脹滿者，陽明本虛。本方四兩，加厚朴、枳實各五錢。名**厚朴六合湯**。

妊娠傷寒汗下不得臥 妊娠傷寒汗下不得臥者，本方四兩，加梔子、黃芩各五錢。名**梔子六合湯**。

妊娠傷寒大渴 妊娠傷寒大渴，蒸蒸而煩，脉大而長。本方四兩，加石膏、知母各五錢。名**石膏六合湯**。

妊娠傷寒小便不利 妊娠傷寒，小便不利，太陽本病。本方四兩，加茯苓、澤瀉各五錢。名**茯苓六合湯**。

妊娠傷寒小便赤 妊娠傷寒，小便赤如血者，太陽本病。本方四兩，加琥珀、茯苓各五錢。名**琥珀六合湯**。

妊娠傷寒汗後血漏 妊娠傷寒汗下後，血漏不止，胎氣損動者，本方四兩，加阿膠、艾各五錢。名**膠艾六合湯**。

妊娠傷寒四肢拘急腹痛 妊娠傷寒，四肢拘急，身涼微汗，腹中痛，脉沉而遲，少陰病也。本方四兩，加附子、桂各五錢 名**附子六合湯**。

妊娠傷寒蓄血 妊娠傷寒蓄血證，不宜墮胎[2]藥下之。本方四兩，加生地、大黃酒浸各五錢。名**四物大黃湯**。

産後腹脹 産後腹脹，加枳殼、肉桂各三錢。

---

1 急下……大黃：省略號位置原僅殘存"大黃""錢桃"及個別字的殘筆。今據《證治準繩·女科》卷一"治法通論"下同方，兼參殘缺字空與殘存筆畫，試補入十餘字。

2 蓄血證不宜墮胎：原脱，據《證治準繩·女科》卷一"治法通論"下同方補。

产后腹痛 产後惡露，腹痛不止，加桃仁、蘇木、牛膝。

产后陰門突出 産後用力太過，陰門突出。加龍骨末少許，固脫。空心進二服，麻油和湯熏洗。

产后傷風 産後傷風頭痛，本方四兩，加石膏一兩，甘草半兩。

产后虛勞 産後虛勞日久而脉浮疾，本方合小柴胡湯。名**柴胡四物湯**。

产后寒熱 産後寒熱往來，本方四兩，加柴胡、麥門冬各半兩。

产后煩 産後煩亂，加茯神、遠志。

产后痢 産後血痢腹痛，加槐花、黃連、罌粟殼。

产后驚敗血積滯 産後被驚，氣滯種種，積滯敗血，一月内惡物微少，敗血作病，或脹，或痛，胸膈滿悶，或發寒熱，四肢疼痛。加玄胡、没藥、白芷，破宿血，生新血。等分爲細末，淡醋湯下。或童便、酒下。

产后風百節痛 若血風於産後乘虛發作，或産後傷風頭痛，發熱，百節痛，加荆芥、主血風。天麻、香附、石膏、藿香。

产后血築 産後敗血築心，加地骨皮、赤芍。

产后潮熱 産後潮熱，加白术、柴胡、甘草。除寒熱，牡丹皮、地骨皮。二皮俱主寒熱。

产后塊攻 産後腹痛，塊攻腹，加艾、止腹痛。没藥、好酒。

产后眼病 産後病眼，加北細辛、得決明，共療目。石決明、主青盲、赤白翳。菊花、草決明、木賊、益肝膽，明目。羌活、明目。荆芥、甘草。

产后腫 産後浮腫，氣急腹大，喉中水[1]雞聲，加牡丹、破瘀血。荆芥、破積聚氣，下瘀血。白术、利腰臍血。桑白皮、瀉肺熱。赤小豆、散惡血不盡，治水腫，皮膚脹滿。大腹皮、杏仁、半夏、馬兜鈴、肺氣上急。薄荷。破血，主心腹脹滿，下氣。

产后失音 産後不語失音，加訶子、人參、沙蜜、百藥煎。

産後欲推陳致新，補血海，治諸疾，加生姜。

血塊 血積塊痛，加莪术、破痃癖，醋炒用。三棱、主老癖、癥瘕結塊，婦人血脉不調，心腹刺痛，火炮用。官桂、乾漆。消瘀血痞結、疝瘕。丹溪曰：性急而能飛補。用爲去積滯之藥，積去後補性，内行人所不知也。

腸風 腸風下血，加槐角、槐花、主五痔，腸風血。枳殼、治大腸風。荆芥、治風，

---

1 水：原脱，據《證治準繩·女科》卷一"治法通論"補。

止血。黃芩、大腹皮、地榆、止下部血。石楠葉、逐風。白雞冠花。止腸風血，炒用。爲末，煎服，一半爲細末，鹽湯、陳酒調下。

便血 大便血，先血後糞爲血來近，自大腸來，加槐花、檳榔、枳實、條芩，以瀉大腸之火。

大便血，先糞後血爲血來遠，自小腸來，加木通、梔子、黃連，以瀉小腸之火。

便後血 大便後血，有熱，有虛熱，加條芩、梔子、秦艽。虛加乾姜、阿膠、升麻。

大便下血，不問糞前糞後出血，腹脹，臟腑蘊積濕熱，及腸胃有風，加地榆、炒黃芩、炒黑梔子、炒黃柏、黃連、炒柏葉、阿膠、槐角、槐花、荊芥穗、陳皮、枳殼、漏蘆。

便血 便血有風邪下陷者，蓋風傷肝，肝主血故也。宜升提，加防風、荊芥、升麻、柴胡、秦艽、槐花、條芩、地榆、枳殼。

溺血 小便血出於溺竅中，澀、數，盛淋作痛，或雜尿而出者，此膀胱火盛也。加山梔、瞿麥、牛膝、滑石之類，以瀉膀胱之火。

小便血出不痛，此心移熱於小腸，故血從精竅中出也。加條芩、黃連、山梔，以瀉本經之火。

吐血，先吐紅，後見痰嗽，多見陰虛火動，痰不下降。丹溪曰：四物湯爲主，兼以痰火藥。大都吐痰，火載血上，錯經妄行，炒山梔、童便、姜汁、竹瀝。

吐血 吐血，暴吐、紫成塊者，是熱傷血結於胸中，吐出方好。加清熱藥。

吐血、嘔血，此胃火也。加石膏、知母。

唾血、血隨唾而出也。咯血，血疙瘩也，痰帶血絲同。及潮熱咳血，從中來也。加鹽、酒炒梔、柏，更加肉桂。

衄 衄、吐、咳血及痰中血絲，皆是肺經火盛，加酒芩、茅花、黃連、犀角。

衄、吐血，加竹青、止血。炒蒲黃、止血。藕節、半夏、丁香、訶子、桂子、桂花、紅棗、飛羅麵、茅根、蚌粉。丹溪曰：濕中之火，是寒劑也。

陰虛，咳嗽吐血者，加黃柏、知母、地骨皮、桑白皮、人參、五味、麥冬。

嗽 午後咳嗽屬陰虛。加黃柏、知母，合二陳湯，順而下之。

好色之人，元氣虛弱，咳嗽不已成勞者，加竹瀝、姜汁。

勞 勞極傷肺，咳嗽喘促，衄血嗽血，皮膚枯燥，鼻塞聲重，時吐痰沫，脉微虛而澀。加沙參、麥冬、五味、知母、貝母、桔梗、桑白皮、地骨皮、款冬花、紫菀[1]、馬兜鈴、百合、百部，入童便、竹瀝、姜汁、韭汁。

勞極傷腎，足脛痠疼，腰背拘急，遺精白濁，面色黧黑，耳輪焦枯，脉沉細者，加知母、黃柏、五味、天冬、麥冬、澤瀉、杜仲、肉桂，入童便、竹瀝、韭汁。

勞極傷肝，脚痛，目赤面青，頰赤多怒，虛陽不斂，夢與鬼交，甚則卵縮、筋急，脉弦而數。加竹茹、草龍膽、柴胡、黃芩、竹葉、青皮。

三消 上消，丹溪曰：消者多屬血不生津液，宜四物湯加人參、五味、麥冬、天花粉，煎；入生藕汁，生地黃汁，人乳。飲酒人入生葛汁。

消 中消，加知母、石膏、滑石、寒水石，以降胃火。

下消，加黃柏、知母、熟地黃、五味子，以滋腎水，當飲繰[2]絲湯。

痿 血虛，痿，加蒼术、黃柏，吞補陰丸。

頭痛 瘦人頭痛，丹溪曰：是熱與血虛也，加酒芩、防風。

膈 膈噎，加竹瀝、姜汁、韭汁、童便、牛羊乳。

瘧 瘧疾，夜發爲陰中陰，宜補血疏肝。本方合小柴胡湯，十七。加青皮、姜、棗煎，於未發前二時，每日一劑。

瘧 婦人久瘧，合小柴胡湯服。

熱從脚卜起，入腹者，虛之極也。蓋相火起於九泉之下，此病十不救一。加降火藥服。以附子末，津調，貼涌泉穴，引火下行。在足心陷中，屈足、捲指宛宛中，一名地衝。

半身不遂 中風半身不遂者，加桃仁、紅花、竹瀝、姜汁。瘦人半身不遂，乃陰虛火熱，加竹瀝、姜汁。

亡陰 傷寒下多，亡陰而痞，加參、苓、白术、升麻、柴胡，少佐陳皮、枳殼。

虛 下元虛，加乾姜、甘草。

秘 老人風秘，加青皮。

皮膚皴揭折裂，血出大痛，或肌膚燥癢，皆火爍肺金，燥之甚也。丹溪曰：去川芎，加麥冬、人參、天花粉、黃柏、五味子。

氣血不調，加吳茱萸、甘草。

---

1 菀：原作"苑"，據《神農本草經》改。
2 繰：原作"澡"，據《本草綱目》"蠶"條改。

氣血不足，肌體煩熱，四肢倦急，不進飲食，加地骨皮、黃耆 名**六神湯**。

氣虛弱，起則無力，眶然而倒，加厚朴、陳皮 名**氣虛六合湯**。

血弱生風，四肢痹痛，行步艱難，加乳香、没藥、人參、麝香、甘草、五靈脂、羌活、獨活、防風、荆芥、南星、白附子、澤蘭，煉蜜丸，木瓜、鹽湯下。

血虛心腹疼痛，去地黃，加乾姜。 名**四神湯**。

四肢黃 虛證四肢黃，加甘草、牡丹皮、澤蘭、白薇、蒼术、桂心、茴香，蜜丸，淡鹽湯或溫酒下。

口渴 血熱相搏，舌乾口渴，加天花粉、麥門冬。

虛汗 虛汗，加麻黃根；汗多者，加浮小麥。

虛渴 虛渴加人參、乾葛、烏梅、天花粉。

虛寒，脉微，自汗，氣難布息，清便，不自調，加乾姜、附子 名**虛寒六合湯**。

虛寒滑泄 虛寒滑泄，加官桂、附子。

虛冷臍腹痛 臍中虛冷腹痛，腰脊痛，加玄胡、川楝，炒研，止腸風血，炒用。爲末，煎服。一半爲細末，鹽湯、陳酒調下。

大渴 大渴飲水，加石膏、知母，主消渴熱中。

大便血 大便下血，四肢寒，膨脹，及腸胃有風，加槐花、枳殼、漏蘆[1]、治腸風血。荆芥、木香、白雞冠花、止腸風血。木通、紅內消、紫草、石榴皮、陳皮、黃芩、甘草、茅根、槐角。

老人風秘 老人風秘，加青皮。

下元虛 下元虛，加乾姜、甘草。

潮熱 虛寒潮熱，加柴胡、地骨皮、白术、茯苓、甘草、秦艽、主寒熱。知母、主有汗骨蒸。黃芩、麥芽、貝母、人參、烏梅、棗。

潮熱 潮熱，加前胡、乾葛、黃芩、人參、柴胡、地骨皮。

寒熱 寒熱往來，加炮乾姜、牡丹皮。若平常些少虛眩，肢體瘦倦，月信不調、寒熱者，只加生姜、薄荷。

骨蒸 骨蒸勞熱，加地骨皮、知母、柴胡、黃芩。一方，牡丹皮。

虛熱 虛熱只渴，加麥門冬、黃芩。

氣弱咳嗽 虛勞氣弱，咳嗽喘滿，加厚朴、枳實。

---

1 蘆：原作“臚”，無此藥名，據《神農本草經》改。

　　不眠 發熱，心煩，不得眠，加黃連、梔子。名**熱六合湯**。

　　勞倦 渾身勞倦，本方爲末，炒姜，陳酒、青蒿，鹽和調下。

　　咳嗽 咳嗽，加桑白皮、半夏、人參、生姜、五味子、甘草。

　　氣血滯腹痛 氣血滯，腹内刺痛，加桂。

　　氣血衝心腹痛 氣血上衝，心腹肋下滿悶，加木香、檳榔。名**氣六合湯**。

　　心腹滿 心腹滿脹，加枳殼、青皮。又云：本方爲末，炒姜酒下。

　　兩脅築痛塊 血風，兩脅築痛，或盤腸成塊，加大黃、蓽[1]撥、乳香。

　　膨脹 血風膨脹，加甘草、木香、枳殼、馬兜鈴、葶藶、紫蘇、藿香。

　　血風勞 血風勞，加荆芥、柴胡。

　　嗽咳 風勞咳嗽，加款冬花、知母、阿膠、半夏、麻黃、甘草、馬兜鈴、黃芩、杏仁、柴胡、乾姜、訶子、烏梅。

　　眩暈 風虛眩暈，加秦艽、羌活。名**風六合湯**。

　　中濕身重 中濕身重，無力，身涼，微汗，加白术、茯苓。名**濕六合湯**。

　　中濕痛 諸痛有濕者，加白术相半，天麻、茯苓、穿山甲，酒煎。

　　筋骨痛 筋骨肢節痛及頭痛，脉弦，憎寒如瘧，加羌活、防風。名風六合湯。或加藁本、細辛。亦治損傷，血氣乘虛而暈者。

　　脚腫 脚腫，加大腹皮、赤小豆、茯苓皮、姜皮。

　　嘔吐 嘔吐不止，加藿香、白术、人參。

　　嘔逆飲食不下，加白术、丁香、甘草、人參、砂仁、益智、胡椒。

　　眼翳 眼暴赤作翳，痛，加防風、防己、酒洗。羌活、龍膽草。

　　赤眼頭風 赤眼頭風，加薄荷、清茶。

　　赤眼 赤眼生風，加黃芩、防風。

　　瘡 瘡瘍脉澀而熱，或午後熱，依本方。

　　痘 痘瘡太赤，根下皮色通紅，此血熱而氣不能管束也，後必起發太驟，皮嫩易破，癢塌而不可救。宜解血分之熱，加升麻、地骨皮、紅花、紫草。

　　痘瘡枯燥長尖，不光澤，此氣至而血不營也。加人參、麥門冬。

　　痘色紅紫者，血熱也。加紅花、地骨皮、牡丹皮。

1　蓽：原作"草"，據《證治準繩·女科》卷一"治法通論"改。

痘色紅紫，㷀[1]腫者，血熱也。合消毒飲，加紅花。消毒飲方：牛蒡、連翹、甘草、升麻、山豆根、紫草。

瘡赤腫 風瘡赤腫，加荊芥、牛蒡、何首烏、甘草、防風、羌活，鹽酒下。

乳癬 乳癬，加連軺、山慈菇、紅內消、白芷、荊芥、牛膝、蜈蚣、乳香、沒藥、漏蘆。

四肢腫 四肢腫痛，不能舉，加蒼术。

附：本方加減湯名治病

虛勞 **四物二連湯**　即本方加黃連、胡黃連。治男女或因傷酒，或產後去血，或虛勞，五心煩熱。

蓄血 **四物大黃湯**　即本方加大黃。治妊娠傷寒蓄血證。

血崩 **奇效四物湯**　即本方加阿膠、艾、黃芩。治血崩。

眩暈 **風六合湯**　即本方加秦艽、羌活。治風虛眩暈。

筋骨痛 **又風六合湯**　即本方加防風、羌活、或加藁本、細辛。治筋骨肢節及頭痛，脉弦，憎寒如瘧。又治損傷血氣，乘虛而暈者。

虛寒六合湯　即本方加乾姜、附子。治虛寒脉微，自汗，氣難布息，清便不自調。

濕六合湯　即本方加白术、茯苓。治中濕，身重無力，身涼微汗。

熱六合湯　即本方加黃連、梔子。治發熱心煩不得眠。

氣六合湯　即本方加木香、檳榔。治氣血上衝，心腹肋下滿悶。

氣虛六合湯　即本方加桂枝、地骨皮。以下十二六合湯。治病俱見本方妊娠傷寒條內。

風濕六合湯　即本方加蒼术、防風。

升麻六合湯　即本方加升麻、連軺。

大黃六合湯　即本方加大黃、桃仁。

人參六合湯　即本方加人參、五味子。

厚朴六合湯　即本方加厚朴、枳實。

梔子六合湯　即本方加梔子、黃芩。

1　㷀：原作"掀"，據其證屬血熱及字形改。

石膏六合湯　即本方加石膏、知母。

茯苓六合湯　即本方加茯苓、澤瀉。

琥珀六合湯　即本方加琥珀、茯苓。

膠艾六合湯　即本方加阿膠、艾。

附子六合湯　即本方加附子、官桂。

玄胡六合湯　即本方加玄胡索、川棟。治小腹痛及臍中虛冷，腰痛，腰脊間痛。

黃芩六合湯　即本方加黃芩、白术。治經水過多。

芍藥六合湯　即本方倍白芍、加黃芪。治氣衝經脉，月事頻併臍下痛。

香桂六合湯　即本方加香附、肉桂。治赤白帶下。

六合湯　即本方加官桂、蓬术。治經事不行，腹中急痛，腰腿重痛。

四物膠艾湯　即本方加阿膠、艾、甘草。治胎漏，血崩。

諸痛 **溫六湯**　即本方加羌活。一方加白术、茯苓。海藏改正上五味，與蒼术相拌。治諸痛有神。

傷風自汗 **黃芪解肌湯**　即本方加人參、黃芪、甘草、蒼术。治妊娠傷風自汗。

保安湯　即本方加砂仁、甘草各半。保安胎氣。

肌體煩熱倦勞 **六神湯**　即本方加地骨皮、黃芪。治氣血不足，肌體煩熱，四肢倦怠，不進飲食。

茱萸四物湯　即本方加吳茱萸。治血嘈吞吐酸水。丹溪曰：凡吐酸、吞酸。皆屬於熱，必用吳茱萸，順其性而折之。

四物桔梗湯　即本方加桔梗、黃柏、竹瀝、姜汁。治乾咳嗽。乾咳嗽者，無痰有聲者是也。此證本於氣澀，澀微者，連嗽十數聲，方有痰出。澀甚者，雖嗽十數聲，亦無痰也，故乾咳嗽難治。系火鬱之甚，乃痰鬱火邪在腎中，必用桔梗以開提之，下宜補陰降火，不已則成勞。

四物龍膽湯　即本方加龍膽草、防風、防己、羌活。治目痛暴作雲翳。

四物玄明飲　即本方加車前子、木通煎，調玄明粉二三錢，空腹服。治尿血，須臾服一二碗，一劑卽止。便血不痛爲尿血。

轉胞 **參术飲**　即本方加人參、白术、陳皮、半夏。治妊娠轉胞。

目赤痛 **羌活龍膽湯**　即本方加羌活、防風、龍膽草、防己。治目赤，暴發雲翳疼痛。

補血養胎 **地黃當歸湯**　一名**益母丹**，一名**內補丸**，蜜丸名**當歸地黃丸**。即本方去川芎、芍藥。治胎痛。又補血養胎，與枳殼散間服。蓋枳殼散破氣有餘，本方補血不足。

大便燥 又治大便燥，久虛亡血。

虛頭痛、煩暈 **君臣散**　一名**萬口君臣散**，一名**芎歸湯**，一名**當歸湯**，一名**佛手散**，一名**琥珀散**，一名**驗胎散**[1]。即本方去地黃、芍藥。治月水不調，心腹疼痛。又治血虛頭痛。又治產後并一切去血過多煩暈。

虛損 **羊肉湯**　即本方去地黃、芍藥、加精羊肉一兩，生姜十片。治虛損羸乏，腹中疼痛，往來寒熱，呼吸少氣，不能支持，頭眩自汗。

桂香湯　即本方去地黃、芍藥，加桂、酒、小便煎。治產後腹痛。

驗胎 **靈苑丹**　即本方去地黃、當歸、芍藥，單用則川芎爲末，艾湯調服，驗胎。

四神湯　爲末，酒調，名**四神散**。即本方去地黃，加乾姜。治血虛心腹疼痛。又治產後瘀血不消，積聚成塊，心腹痛。

金匱當歸散　即本方去地黃，加黃芩、白术。養血，清熱，安胎。

產後寒熱 **增損四物湯**　即本方去地黃，加乾姜、人參、甘草。治產後陰陽不和，乍寒乍熱。如有惡露未盡，停滯胞絡，亦能令人寒熱，但小腹急痛爲異。

膈痛 又治血氣不足，四肢怠惰，乏力少氣，痛。戴元禮曰：膈痛與心痛不同，心痛則在歧骨陷處，本非心痛，乃心支別絡痛耳。膈痛則痛橫滿胸間，比之心痛爲輕。諸方稱爲嘈雜、煩躁、忪悸、痰飲證也。用五苓散利心、小腸之熱，恐非其對，不若用此湯去桂，生血而益其陰。此亦因水制火之義。

血渴 又治去血過多而渴。又治諸病，詳見四君子湯後。

衄 **犀角地黃湯**　即本方去芎、歸，加犀角、牡丹皮。治傷寒陽明病，口燥，漱水不欲嚥[2]者，必衄血服之。又治衄血，脉滑數。又治衄而頭汗出，或身上有汗、不止[3]足者，乃難治，加京墨三匙。又治傷寒吐血。又治傷寒及瘟疫，應發而不發，內有瘀血吐衄，面黃，大便黑者。又治風熱太甚，眼目赤腫，喉閉，口瘡，丹毒。又治虛勞，火動吐衄。

1　驗胎散："驗胎"二字殘缺，據本卷分目錄改。
2　嚥：原作"燕"，據文義改。
3　止：據文義，乃"至"之音誤。即言身有汗，足無汗。

心熱發狂 又治熱移於肺，咳嗽吐血。又治心經邪熱狂熱及言語謇澀，發狂心惕，恍惚惑忘。

附：本方合和湯名治病

八珍湯　即本方合四君子湯。治氣血兩虛。

經不通，白帶 **三和湯**　即本方合涼膈散。治經水不通。

經不通，惡露不盡，燥結瘰癧 **玉燭散**　即本方合調胃承氣湯。治赤白帶。又治月水不通。又治妊娠喑啞。又治産後惡露不盡，臍腹疼痛，時發潮熱。又治燥結。又治瘰癧。又治便癰。

柴胡四物湯　即本方合小柴胡湯。治女人日久虛勞，微有寒熱，脉沉而芤。

崩漏 **解毒四物湯**　即本方合黃連解毒湯。治經水不住，或如豆汁，五色相雜，面色痿黃，臍腹刺痛，寒熱往來，崩漏不止。

虛熱 **茯苓補心湯**　即本方合參蘇飲。治虛熱。

虛損 **十全大補湯**　即本方合四君子湯，加肉桂、黃芪。治法于四君子湯後附方參看。

卷 之 三

附 方 目 錄

第三　二陳湯 附方三十三

枳桔二陳湯 二陳加枳實、桔梗

枳縮二陳湯 二陳加枳實、縮砂

倍术二陳湯 二陳湯加白术

黃芩二陳湯 二陳加黃芩

竹茹二陳湯 二陳加竹茹

二术二陳〔湯〕二陳加白术、蒼术

加味二陳〔湯〕二陳加枳殼、蒼术、姜黃

二陳木通〔湯〕二陳加木通、滑石、人參蘆

桂附二陳〔湯〕二陳加官桂、附子

加味茯苓〔湯〕二陳加人參、益智、香附

麥冬二陳〔湯〕二陳加麥冬、白术、當歸、黃芩

白龍湯 去陳皮、甘草，加礬

香橘湯 去茯苓，加炒香附

二賢湯 去茯苓、半夏，加食鹽

半夏湯 去茯苓、甘草，加桔梗、枳實

芩連二陳〔湯〕二陳加黃芩、黃連

導痰湯 二陳加枳殼、南星

溫膽湯 二陳加枳實、竹茹、生姜

滌痰湯 二陳加枳殼、桔梗、南星、竹茹、人參、石菖蒲

香橘飲 二陳加木香、砂仁、白术

消暑丹 二陳去[1]橘紅

黃連消暑丸 去橘紅，加黃連

大半夏茯苓湯 二陳去甘草

橘皮茯苓湯 二陳去半夏

茯苓半夏湯 一名小半夏湯，一名小半夏茯苓湯。二陳去甘草、橘紅

橘皮半夏湯 二陳去茯苓、甘草

潤下丸 二陳去茯苓、半夏

桔梗半夏湯 去茯苓、甘草，加桔梗

1　去：原作"加"，據正文改。

千緡湯 去橘紅、茯苓，加皂角一寸

白术湯 去橘紅，加白术、檳榔、木香

清氣化痰丸 本方合涼膈散

藿香養胃湯 合平胃散，去茯苓，加藿香

八解散 合平胃散與四君子，去蒼术，加藿香

第四　越鞠丸 附方五

食鬱越鞠丸 越鞠加山查、砂仁

茺山五鬱湯 去蒼术，加青皮、甘草

痰火越鞠丸 加海石、南星、瓜蔞、青黛

火鬱越鞠丸 加青黛

六鬱湯 合二陳湯，加砂仁

第五　小續命湯 附方十

麻黃續命湯 倍麻黃、防風、杏仁

桂枝續命湯 倍桂枝、芍藥、杏仁

白虎續命湯 合白虎湯

葛根續命湯 加葛根，倍桂枝、黃芩

附子續命湯 倍附子，加乾姜、甘草

桂枝續命湯 倍附子、桂枝、甘草

羌活連軺續命湯 加羌活、連軺

獨活續命湯 加獨活、全蝎、白花蛇肉

白花續命湯 加獨活、全蝎、白花蛇肉、殭蠶、白术、赤箭、藁本、半夏、天麻、茯苓、細辛，去芍藥、防己、杏仁

大續命湯 去芍藥、人參、防己，加石膏、當歸、竹瀝

第六　愈風湯

第七　九味羌活湯 附方三

加減冲和湯 去蒼术、細辛，加白术、黃芪

神术湯 加石膏、知母

羌活地黃各半湯 九味羌活與地黃等分

第八　參蘇飲 附方一

茯苓補心湯 本方三兩，合四物湯二兩

卷 之 三

湯 名

秣陵求如王良璨玉卿氏編次

涇川完素楊文見　　助梓

第三 二 陳 湯

本方加減湯名三十方，合和湯名三方，共計三十三方，附於後。

治痰之總劑 丹溪云：治嗽去痰，伐病根。陰虛、血虛、火盛、乾咳者勿用。

二陳湯方 半夏、陳皮，陳久者佳，因名之。

半夏 薑制，五兩。豁痰燥濕，能燥陰血。諸血證及津液竭者禁用。忌飴糖、羊肉。

陳皮 去白，五兩。消痰利氣。有甘草則補肺，無甘草則瀉肺。

白茯苓 去皮，三兩。降氣滲濕。忌醋酸物。

甘草 炙，一兩五錢。補脾和中。忌菘菜，食之令人病永不除。

右每服四錢，水一盞，生薑七片，烏梅去核一個，下氣去痰。煎六分，熱服。吳山甫曰：濕痰為患，此方主之。夫痰原於濕也。水飲入胃，無非濕化。脾弱不能尅制，停於膈間，中下二焦之氣，薰蒸稠粘。稀則曰飲，稠則曰痰。痰生於濕，故用半夏辛熱以燥濕。茯苓甘淡以滲濕，濕去則痰無由以生。陳皮辛溫以利氣，甘草甘平以益脾。益脾則土足以制濕，利氣則痰無能留滯。益脾治其本，利氣治其標也。

若中風風盛痰壅，既用稀涎等藥，開其氣道，續以此方主之。

若寒痰，加附子、乾薑。

寒痰 寒痰清色，痞塞胸中，倍半夏。甚者加麻黃、細辛、溫中下氣治嗽，最能除痰。忌生菜。烏頭。消胸中冷痰。

熱痰 熱痰黑色，加芩、連、山梔。

因火逆上、有痰，降火為先，加白术、軟石膏、黃芩、黃連。

眩暈 眩暈嘈雜，火動痰也，加山梔、黃連。頭眩，加枳殼、南星、黃芩、桔梗。

風痰 風痰，加枳殼、南星、牙皂、主風消痰。白附子、主諸風。天麻、殭蠶。氣虛者，更加竹瀝；氣實者，加荊瀝。俱用薑汁。

濕痰 濕痰白色，加蒼术、白术，姜汁浸炒，甚至加乾薑、烏頭。濕痰多見倦怠、軟弱。

燥痰 燥痰，加瓜蔞、青黛。

老痰 老痰，加海石、朴硝、半夏、瓜蔞、香附、連翹。又云：麩炒枳實，姜汁浸蒸海粉之類。又云：五倍子佐他藥，大治頑痰，宜丸服。

鬱痰 鬱痰，加枳殼、香附。

食積痰 食積痰，加麴蘗、音業。山查、炒黃連、枳實以消之，甚者必用攻之。血虛者，以補血藥送下。中焦有痰者，食積也。

血虛[1]有痰 血虛有痰者，加天冬、知母、瓜蔞仁、香附、竹瀝、薑。

血滯有痰 血滯有痰，加黃芩、白芍、桑白皮。

脾虛有痰 脾虛有痰，宜補中虛，以運痰降下，加白术、神麴、麥芽，兼用升麻提起。

嘈雜 嘈雜，加黃連、梔子。

嘔吐 嘔吐，胃中有熱，膈上有痰，加黃連、梔子、生薑。

痰厥 痰厥頭疼，加半夏。

痰飲凝結 痰飲凝結，如病人目睛微定，暫時轉動，目如炭烟色，昔肥今瘦，喘嗽，轉側半難，臂痛，痰也。在上部，寸口脉浮滑；在中部，右關脉滑大；在下部，尺[2]脉洪滑。或在心包，寒熱胸滿，氣促，口無倫語，如見鬼狀，此痰結也。以上病俱加蘇子、枳實、芩、連、瓜蔞仁、貝母、桔梗、山梔、前胡，去甘草，薑汁調辰砂，溫服。

凡爲喘，爲咳，爲嘔，爲泄，爲眩暈、心嘈、怔忡、驚悸，爲寒熱痛腫，爲痞膈，爲壅閉，或胸脅間轆轆有聲，或背心一片常如冰冷。戴[3]元禮曰：皆痰飲所致此，而如水之壅，有淤濁臭穢。故善治痰者，不治痰而治氣。氣順則一身之津液亦隨氣而順矣。宜本方加南星、枳殼，名導痰湯。合蘇子降氣湯。

嗽吐痰 有嗽吐痰，與食俱出者，此飲食失節，致肝氣不利，而肺又有客邪。肝濁道，肺清道，清濁相干者，加木香、杏仁、細辛、枳殼各五分。戴元禮論。

熱痰 熱痰而嘔。戴曰：去甘草、橘紅，加竹茹如錢大。

平居皆無他事，只有痰數口，或清，或堅。戴元禮曰：去橘紅、甘草。

痰飲肩背痠痛 痰飲流入四肢，令人肩背酸疼，兩手軟痹，醫誤以爲風則非。其治，戴元禮曰：加南星、枳殼、木香、薑黃各五分。

痰飲心衝 痰飲成心衝，脉亂，加南星、枳殼、酸棗仁。

1　虛：原誤作“滯”，據其下主治改。

2　尺：原作“只”，不通，據文義改。

3　戴：原誤作“載”，無此姓。戴元禮（一作原禮），名思恭，元末明初醫家。今正，下同徑改。

痰飲頭痛 痰飲頭風，氣不順，停痰上攻頭痛，發作無時，依本方。

眉棱骨痛 肝經停飲，發則眉棱骨痛，眼不可開，晝靜夜劇。以本方下青州白丸子。

心瘥 心瘥。有痰飲所致，俗名飲瘥。有胃口[1]熱，食易消，故瘥。《素問》謂之食瘥。亦類消中之狀。又俗名肚瘥，服本方。戴元禮論。

痰氣，加黃連。或去橘紅、甘草，加枳實。

痰壅 痰涎壅盛而膈痛。戴元禮曰：去橘紅、甘草，加枳實一錢。

痰作頭痛 痰作頭痛，嘔吐痰多者。戴元禮曰：加南星、枳殼、川芎。

諸嗽 凡諸嗽，未審內外所感。戴元禮曰：加杏仁、五味、人參各五分。

瘧疾 瘧疾，不問已發未發，嘔吐痰食俱出者。戴元禮曰：加草果五分。

痞悶 因七氣所傷，結滯成痰，痞塞滿悶。戴元禮曰：加枳殼、南星、木香。

寒嘔 寒嘔，中脘停寒飲食，喜辛熱物，入口即吐。戴元禮曰：加丁香十粒。

熱嘔 熱嘔。戴曰：加黃連。

氣嘔 氣嘔，胸滿膈脹，關格不通，不食常飽，食則常氣逆而吐。戴元禮曰：此因盛怒中飲食然。加枳實、木香各五分。

乾嘔 惡心乾嘔，欲吐不吐，心下映漾，人如畏船。戴元禮曰：去甘草，或更去橘紅。

翻胃 翻胃。戴元禮曰：多爲冷氣所痞，加丁香十粒，枳殼五分。

吐瀉 吐瀉及痢疾，或腹冷痛，進熱劑太驟，以致嘔逆。戴元禮曰：加砂仁、白豆蔻各五分，甚則入沉香少許。

呃 無病偶然致呃，此緣氣逆而生，重者或經一二日。戴元禮曰：去橘紅、甘草，加枳實。

驚悸後病 自驚悸以後諸病，戴元禮曰：加枳實、生姜。熱加竹茹，即溫膽湯。同金銀煎。或本方加枳殼、南星、石菖蒲各五分。

書空若有所失 失志者，由所求不遂，或過誤自咎，懊恨嗟歎不已，獨語書空，若有所失。戴元禮曰：加枳實、生姜、人參、柏子仁各五分。

伏暑 伏暑煩渴而多熱痰者。戴元禮曰：加黃連。

1　胃口：其下衍“有”字，據戴元禮《秘傳證治要訣及類方》卷五刪。

⬚食傷⬚ 食過多而傷，停留中脘，聞食氣則嘔。戴元禮曰：加砂仁一錢，未愈，更加丁香五分。

⬚痞塞⬚ 諸痞塞及噎膈，乃是痰爲氣所激而上氣，又爲痰所隔，而滯痰與氣搏，不能流通。戴元禮曰：加枳實、砂仁各五分。

⬚脅下痰⬚ 痰在脅下，加芥子。

痰在皮里膜外，加薑汁、竹瀝。

痰在四肢，加竹瀝。

痰在經絡，加竹瀝、薑汁、韭汁。

痰在膈間，或顛怔，或健忘，或風痰，加薑汁、竹瀝。

⬚白濁⬚ 白濁，加升提之藥，能使[1]大便潤而小便長。

⬚內傷挾痰⬚ 內傷挾痰。加人參、黃耆、白术、薑汁傳送，或加竹瀝。

附：本方加減湯名治病

⬚開胸膈去痰⬚ **枳桔二陳湯** 即本方加枳殼、桔梗。開胸膈去痰。

⬚理脾順氣消痰⬚ **枳縮二陳湯** 即本方加枳實、縮砂。理脾胃，順氣寬中，消痰飲。

⬚濕痰泄瀉⬚ **倍术二陳湯** 即本方加白术。治脾胃中有濕痰，以致泄瀉。

⬚熱痰⬚ **黃芩二陳湯** 即本方加黃芩。治熱痰。丹溪曰：黃芩治痰，借其下火也。

⬚痰嘔⬚ **竹茹二陳湯** 即本方加竹茹。治胃中有熱，膈上有痰，嘔吐不止，姜煎。

⬚嘔吐⬚ **二术二陳湯** 即本方加蒼术、白术。治嘔吐清水，如注不已。

⬚酒麵積痰⬚ **加味二陳湯** 即本方加蒼术、枳殼、薑黃、薑、棗煎。治酒麵積熱成痰，手臂痛，并痰上攻眼腫及身麻痹。

⬚關格不通⬚ **二陳木通湯** 即本方加木通、滑石、人參蘆。治關格，飲食不下，二便不通。

⬚寒瘧⬚ **桂附二陳湯** 即本方加官桂、附子，姜、棗，煎。治寒瘧，但寒少熱，多腰足冷。

⬚痰迷心竅⬚ **加味茯苓湯** 即本方加人參、益智、香附。治傷脾涎滯，痰迷心竅，失事健忘。

---

1 使：原作“便”，據《丹溪心法》卷三“赤白濁”改。

咳嗽痰嘔 **麥冬二陳湯**　即本方加麥冬、白术、當歸、黃芩。治婦人肺火咳嗽,嘔吐痰飲。

酒痰 **白龍湯**　即本方去陳皮、甘草,加礬。治酒積有痰。

痰氣 **香橘湯**　即本方去茯苓,加炒香附、姜、棗,煎。治七情所傷,中脘不快,痰氣。

痰飲 **二賢湯**　即本方去茯苓、半夏,加食鹽。治痰飲。

酒積食痞 **半夏湯**　即本方去茯苓、甘草,加桔梗、枳實。治酒積宿食痞,消痰飲。

熱痰 **芩連二陳湯**　即本方加黃芩、黃連。治熱痰。

風痰 **導痰湯**　即本方加枳殼、南星。治風痰。又治有飲癖結成塊,在腹脅之間。病類積聚,用破塊藥多不效,此當行其飲。戴元禮曰:何以知其爲飲? 其人先曾病瘥,口吐涎沫清水,或素來多痰者是也。又治痰飲頭風,氣不順,停痰上攻頭痛,發作無時者。又治肝經停飲,發則眉棱骨痛,眼不可開,晝靜夜劇者。

病後一切驚悸 **溫膽湯**　即本方加枳實、竹茹、生薑。治傷寒,一切病後虛煩不得眠。又治膽熱驚悸。又治心膽虛怯。

中風痰 **滌痰湯**　即本方加枳殼、桔梗、南星、竹茹、人參、石菖蒲。治中風,痰迷心竅,舌強不得言。

頭眩 **香橘飲**　即本方加木香、砂仁、白术。治氣滯不能運而作頭眩。

消暑 **消暑丹**　即本方去橘紅。治中暑不甦。又治傷暑發熱頭疼。又治傷暑瘧疾。又夏月常服止渴,利小便。雖飲水多,亦不爲害。是暑藥,皆不及此。又治痰飲停飲。制法:半夏一觔,醋五升,煮乾;茯苓、生甘草各半觔,薑汁打糊丸,無見生水。每服五十丸,滾水下。

伏暑煩 **黃連消暑丸**　即本方去橘紅,加黃連。治伏暑煩渴而多熱痰。

痰飲 **大半夏茯苓湯**　即本方去甘草。治痰飲,和脾胃。

橘皮茯苓湯　即本方去半夏。

停痰 **茯苓半夏湯**　一名**小半夏湯**,一名**小半夏茯苓湯**。即本方去甘草、橘紅。治停痰留飲,胸膈滿悶,嘔逆惡心,吐痰水。又治伏暑煩渴而多熱痰。又治傷暑嘔而痰。又治傷酒,惡心嘔逆,吐出宿酒,昏冒眩暈,頭痛如破。

痰嗽久不已 **橘皮半夏湯**　即本方去甘草、茯苓。治痰嗽久不已。又治積氣痰痞,不下飲食,嘔吐。

痰吐及瀉 **潤下丸**　即本方去半夏、茯苓。治上而痰吐，下而痰瀉。制法：以橘紅二觔，鹽水洗，甘草二兩，炙爲丸。

痰涎痞滿 **桔梗半夏湯**　即本方去甘草、茯苓，加桔梗。治冷熱不調，胸膈痞滿，痰涎不利，氣逆嘔噦。

痰壅有聲 **千緡湯**　即本方去橘紅、茯苓，加皂角一寸。治痰涎上壅，喉中有聲。

胃虛痰吐 **白术湯**　即本方去橘紅，加白术、檳榔、木香。治胃中虛損及痰吐。

附：本方合和湯名治病

清頭目涼膈痰　　**清氣化痰丸**：即本方合涼膈散。清頭目，涼膈化痰，利氣。治熱痰之劑也。

嘔吐 **藿香養胃湯**：即本方合平胃散，去茯苓，加藿香。治嘔吐。

四時傷寒 **八解散**：即本方合平胃散與四君子湯，去蒼术，加藿香。治四時傷寒，頭痛身熱，惡風多汗，嘔吐惡心，咳嗽痰滿，痞悶。

第四　越　鞠　丸

本方加減湯名四方，合和湯名一方，共計五方，附於後。

治鬱之總劑也　　**越鞠丸方** 一名芎术丸。越鞠者，發越；鞠，鬱之謂也。

蒼术 米泔水浸一宿，長流水洗淨。

撫芎 調血鬱。

山梔子 炒黑，治鬱。

香附子 醋炒，治氣鬱。

神麯 炒香，治食鬱。

右各等分爲末，滴水丸綠[1]豆大，每服六七十丸，白沸湯下。春加防風，夏加苦參，秋冬加吳茱萸。乃《經》所謂升降浮沉則順之，寒熱溫涼則逆之。

氣鬱 氣鬱，胸脅痛，脉沉澀者，四君子湯下。

濕鬱 濕鬱，周身走痛，或關節痛，遇陰寒則發，脉沉細者，加白芷、茯苓。

---

1 綠：原作"緣"，乃"綠"之形誤，據文義改。

痰鬱 痰鬱，動則喘，寸口脉沉滑，本方合二陳湯加海石、南星、瓜蔞仁。去油。

熱鬱 熱鬱，瞀悶，小便赤，脉沉數，加青黛。

血鬱 血鬱，四肢無力，能食，便紅，脉沉，本方合四物，加桃仁、紅花、青黛。

食鬱 食鬱，噯酸腹飽，不能食，人迎脉平和，氣口脉緊盛，加山查、鐵砂。醋炒七次，研極細。

附：本方加減湯名治病

食噎 **食鬱越鞠丸**　即本方加山查、砂仁。治食噎膈。吳山甫曰：食不自膈也，或由氣塞，或由火鬱，然後停食而作食膈。

茭山五鬱湯　即本方去蒼术，加青皮、甘草。解諸鬱。

嘈雜 **痰火越鞠丸**　即本方加海石、南星、瓜蔞、青黛。治痰因火動，令人嘈雜。吳山甫曰：嘈雜者，痰火內動，如粗食在膈，令人不自安也。是方也，海石之鹹可以軟頑痰，南星之燥可以枯濕痰，瓜蔞之苦可以下逆痰，山栀、青黛之苦寒所以瀉火，香附、撫芎、蒼术之辛香，所以發越鞠鬱。

吞酸 **火鬱越鞠丸**　即本方加青黛。治七情拂鬱，吞酸，小便赤，脉來沉數者。吳山甫曰：一念動處，便是火。故七情拂鬱，皆能令人內熱、吞酸。小便赤爲火，脉沉爲鬱，數爲熱，是方加青黛導熱，附、芎、栀、术、神麴以解鬱也。

附：本方合和湯名治病

治諸鬱 **六鬱湯**　即本方合二陳湯加砂仁。治諸鬱。血鬱加桃仁、紅花、牡丹皮；氣鬱加烏藥、木香；痰鬱加南星、枳殼、小皂莢；濕鬱加白术、倍蒼术；熱鬱加黃連、倍山栀；食鬱加山查、麥芽、青皮，倍神麴。

附論

丹溪曰：氣血衝和，萬病不生。一有拂鬱，諸病生焉。故人身諸病，多生於鬱。蒼术、撫芎，總解諸鬱，隨證加入諸藥。凡鬱皆在中焦，以蒼术、撫芎開提其氣以升之。假如食在氣上，只提其氣，則食自降矣。

又云：蒼术、山栀，大能除鬱。因食冷物，鬱火於脾胃中。脾胃屬土也，伏火於地中。此病多因血虛而得。又有胃虛，過食冷物，鬱陽氣於脾胃中者。

王節齋曰：丹溪先生治病，不出乎氣、血、痰三者，故用藥之要有三：氣用四君子湯，血用四物湯，痰用二陳湯。

又云：久病屬鬱，故立鬱之方，曰越鞠丸。蓋氣、血、痰三病，多有兼鬱者。或鬱久而成病，或病久而生鬱，或誤藥雜亂而成鬱。故予用此三方治病時，以鬱法參之。氣病兼鬱，則用四君子加開鬱藥，血病、痰病皆然。故四法者，治病用藥之大要也。

第五　小續命湯

本方加減湯名十方，附於後。

治八風五痹痿厥之總劑　**小續命湯方**

麻黃 去節，煮去沫，不去令人悶。

杏仁 去皮尖，麩炒。以上二味，卽仲景麻黃湯之二也。治太陽經之傷寒。《千金翼》、深師、《古今錄驗》有白术，不用杏仁。

桂枝 洗淨。

芍藥 酒炒。以上二味卽仲景之桂枝湯之二也。治太陽經之中風。

人參

甘草 炙。以上二味，四君子之二也。用之補氣。

川芎 同芍藥，四物湯之二也。用之養血。

黃芩 酒炒。陽淫熱疾，用之爲佐。

防己 去皮。以上各一兩。主濕風，口面喎斜，中風不語。崔氏、《外台》不用防己。

防風 去蘆，半兩。風淫末疾，故用此爲佐。《延壽方》無防風。

附子 半兩，炮去皮臍。陰淫寒疾，故用此爲佐。

右除附子、杏仁外，搗爲粗末，後入二味令勻。每服五七錢，水一盞半，生薑五片，煎一盞，去滓，稍食前熱服。春夏加石膏、知母、黃芩，秋冬加桂、附、芍藥。

中風熱者，去附子，加白附子。主一切冷風。

又云：去生姜，加葛根。

中風筋急語遲，脉弦者，倍人參，加薏苡仁、除筋急拘攣，不可伸屈。當歸，去黃芩、芍藥，以避中寒。

中風煩躁，不大便。去附子、桂枝，倍芍藥，加竹瀝。

中風日久，大便不行，胸中不快，加枳殼、大黃。

中風語言謇澀，手足掉搖，加石菖蒲、主風寒，開心孔，出聲音。竹瀝。

中風口渴，加麥門冬、主口乾煩渴。瓜蔞仁、主口渴。天花粉。主消渴。

中風骨節煩疼，有熱，去附子，加白芍。

中風身疼發搐，加羌活。治一切風，筋骨拘[1]攣痠疼。

中風煩渴多驚，加犀角、治中風，止驚。羚羊角。主驚悸。

中風心下悸，加茯苓。

中風心神恍惚，加茯神、遠志。

中風多汗，去麻黃。

中風氣上者，加吳茱萸、厚朴。

中風舌燥，加石膏。治中風口乾苦焦。

中風乾嘔者，加附子、陳皮。

腰痛 治腰痛。若風傷腎而腰痛者，或左或右，痛無常處，牽引兩足，加防風、全蝎。

脚痛 治日久脚脛枯細，或寒或熱，或疼或癢，或一脚偏患軟弱躄曳，狀如偏風，加木瓜。

大便秘 治素有風病，大便秘，去附子，倍芍藥，加竹瀝。

脚氣 治脚氣。風多入肝，病筋，走注，脉浮無汗，加獨活。

痓病 治痓病，發熱惡寒，頭項強急，腰身反張，或瘈瘲口禁，狀如發癎。

產後風痓 治產後角弓反張，風痓。

治天陰節變，服之以防喑啞。

附：本方加減湯名治病

麻黃續命湯 即本方倍麻黃、防風、杏仁。治太陽經中風，無汗惡寒。

桂枝續命湯 即本方倍桂枝、芍藥、杏仁。治太陽經中風，有汗惡風。

白虎續命湯 即本方合白虎湯。治陽明經中風，身熱無汗，不惡風。

---

1 拘：原作"舉"，乃"拘"之音誤，因改。

葛根續命湯　卽本方加葛根、倍桂枝、黃芩。治陽明經中風，身熱有汗，不惡風。

附子續命湯　卽本方倍附子，加乾姜、甘草各二兩。治太陰經中風，無汗身涼。

桂附續命湯　卽本方倍桂枝、附子、甘草。治少陰經中風，有汗無熱。

羌活連軺續命湯　卽本方八兩，加羌活四兩，連軺六兩。治中風[1]六證混淆繫之于少陽、厥陰，或肢節攣痛，或麻木不仁。

獨活續命湯　卽本方加獨活、全蝎、白花蛇肉。治卒暴中風，不省人事，漸覺半身不遂。

白花續命湯　卽本方加獨活、全蝎、白花蛇肉、殭蠶、白术、赤箭、藁本、半夏、天麻、茯苓、細辛，去芍藥、防己、杏仁。治卒中風，牙關緊急，精神昏憒。

大續命湯　卽本方去芍藥、人參、防己，加石膏、當歸、竹瀝。治中風脉緊滑，卒然喑瘂，五臟偏枯，賊風。

第六　愈　風　湯

| 中風前後，調理之總劑 |　**愈風湯方**　治中風證，內邪已除，外邪已盡，當服此藥，以行導諸經。久服大風悉去，縱有微邪，只從此藥加減治之。然治病之法，不可失其通塞，或一氣之微汗，或一旬之通利，如此乃常治之法也。久則清濁自分，榮衛自和。如初覺風動，服此不致倒僕。

羌活　甘草　防風　蔓荊子　細辛　枳殼　人參　麻黃　甘菊　薄荷　枸杞　當歸　知母　黃耆　地骨皮　獨活　杜仲　白芷　秦芄　柴胡　前胡　半夏　厚朴　防己　熟地黃以上各二兩　芍藥　黃芩　茯苓各三兩　石膏　蒼术　生地黃各四兩　桂一兩　川芎二兩

右剉，每服一兩，水二盞，煎一盞，溫服。如遇天陰，加生薑，空心一服，臨臥再煎渣服，俱要食遠服。

如一氣之微汗，本方三兩，加麻黃一兩，均作四服。加生薑五片，空心服，以粥投之，得微汗，佳也。

如一旬之通利，本方三兩，加大黃一兩，均作四服，水煎，臨臥服，得利則妙也。

1　治中風：此三字及以下原爲小字，據上下文體例改。

如望春大寒之後，加半夏二兩，柴胡、人參各二兩，謂迎而奪少陽之氣也。

如望夏之月，加石膏二兩，黃芩、知母各二兩，謂迎而奪陽明之氣也。

季夏之月，加防己、白术、茯苓各二兩，謂勝脾土之濕也。

初秋大暑之後，加厚朴、藿香各二兩，桂一兩，謂迎而奪太陰之氣也。

霜降之後，加桂、附子各一兩，當歸二兩，謂勝少陰之氣也。

治小兒驚癇搐，急慢驚風。

解利四時傷風。隨四時加減用。

治脾腎虛，筋弱，語言難，精神昏憒。

治內弱風濕，或一臂肢體偏枯，或肥而半身不遂，或恐而健忘，喜以多思。故思忘之道，皆情不足也。是以心亂則百病生，心靜則萬病悉去。此藥能安心養神，調陰陽，無偏勝，及不動榮衛。

第七　九味羌活湯

本方加減湯名三方，附於後。

九味羌活湯方　一名**大羌活湯**，一名**羌活沖和湯**，以代桂枝、麻黃、青龍各半等湯。此太陽經之神藥也。

治春夏秋非時感冒，暴寒頭痛，發熱惡寒，脊強無汗，脉浮緊。此足太陽膀胱經受邪，是表證，宜發散，不與冬時正傷寒同治。此湯非獨治三時暴寒，春可治溫，夏可治熱，秋可治濕，治雜證亦有神。

又云。不問四時，但有頭痛、骨節痛、發熱惡寒無汗、脉浮緊者，宜此湯以代麻黃，穩當。

○潔古云。有汗不得服麻黃，無汗不得服桂枝。若未差，其變不可勝言，故立此法，不犯三陽禁忌。解表神方。

羌活　一錢半。治太陽肢節痛，君主之藥也。乃撥亂反正之主也。故大無不通，小無不入。關節痛者，非此不除。

防風　一錢半。治一身盡痛，乃卒伍卑賤之下職，聽君將命令而行，隨所引使而至也。

蒼术　一錢半。雄壯上行之藥。能除濕，下安太陰，使邪氣不傳入之于足太陰脾，天久淫雨者加用之。

細辛　五分。治足少陰腎經頭痛。

川芎 一錢。治厥陰頭痛在腦。

白芷 一錢。治邪在陽明經，頭痛在巔。

生地黃 一錢。去血中之熱。又治少陰心熱在內，寒傷榮血。而用治風之劑，未有不燥血者，故用生地以滋其血，以佐諸風藥之燥，此立方之神也。後人不知此義，每每減去，殊失大旨。其於四時感冒，或兼內傷飲食者，減去未見其禍，反覺胸次爽快，飲食易消。如春夏傷寒、溫熱病，頭痛項強者，服之幾何，而不助其燥，益傷其血哉。吾見大便燥結，口乾班疹，舌生芒刺之證，不旋踵而至矣。

黃芩 一錢。治太陰肺熱在胸。

甘草 一錢。能緩里急，調和諸藥，故有國老之稱。

右水二鍾，煎八分。陶節菴《槌法》。加生薑三片，棗二枚，煎一鍾，加蔥白搗汁五匙，入藥再煎一二沸。食後溫服，被覆取微汗爲度。如無汗，啜熱稀粥取之。煉蜜作丸服，尤妙。

瘟疫 治感冒四時不正之氣而成時氣病，憎寒壯熱，頭疼身痛，口渴，人人相似者。

水腫 治水腫腰以上者，用此微汗則愈。吳山甫曰：腰以上腫者，謂頭面俱病也。《內經》曰：上盛爲風，下盛爲濕。故腰以上皆腫，必兼風治。蓋無風則濕不能自上于高巔清陽之分也。

無汗加蘇葉。

要汗下兼行，加大黃，乃釜底抽薪之義。

汗後不解，加杏仁，倍生地黃。

胸中飽悶，加枳殼、桔梗，去生地黃。

渴，加石膏三錢，知母一錢。冬月禁用。

中風行經，加附子。

中風秘結，加大黃。

兩感傷寒，加生地黃各半，如神。

破傷風，豆淋酒煎，素有寒者，加草烏白末一字。

附：本方加減湯名治病

加減冲和湯 卽本方去蒼术、細辛，加白术、黃耆。治頭疼發熱，惡風自汗，脉浮緩。

神术湯　即本方加石膏、知母。治夏月感冒風邪。

羌活地黃各半湯　即本方與地黃等分。治兩感傷寒有神。

第八　參蘇飲

本方加減湯名一方，附於後。

治内外感發熱藥　**參蘇飲**方

人參　紫蘇　乾葛　前胡各七錢半　木香　枳殼麩炒　桔梗　陳皮去白　甘草炙，各半兩　半夏薑制　茯苓各七錢半

右剉，每服四錢，水一盞半，生薑七片，棗一枚，煎，熱服。

素有痰者，候熱退，以二陳、六君子湯間服。

勞倦及妊娠感冒，吳山甫曰：感冒宜解表，故用紫蘇、乾葛、前胡。勞倦宜補里，故用人參、茯苓、甘草，及木香、半夏、枳殼、桔梗、陳皮，所以和利表里之氣。氣和則神和，神和則無病矣。

壅熱　治初得病，頭痛發熱，無陽毒、少陰諸證，而咽喉自痛者。此因感冒後頓用厚衣被堆壅，或用蠻法，服生薑、熱酒卽臥，遂成上壅。或先有壅熱，欲取涼快，致爲外邪所襲。既有風寒，又有熱壅，倍桔梗，加木香五分。

治傷風寒、發汗之後，而熱不退者。

瘟疫　治時行嗽，發熱惡寒，頭痛鼻塞，氣急，狀如傷熱，連咳不已。初得病，卽伏枕一兩日卽輕，得免者少，俗呼爲蛤蟆瘟。加細辛五分。

疝氣　治小腸氣初發，或頭痛身熱，或憎寒壯熱，加木香。

瘧疾　治瘧疾熱多者，加草果五分。

潮熱　治潮熱，大便堅澀，喜冷畏熱，心下慉然，睡臥不着，此皆氣盛，所謂實而潮熱者也。

虛煩　治諸汗下併霍亂吐瀉後，應有滲泄而津液去多，五内枯躁者，皆能虛煩。以陰虛不足以濟陽，陽氣偏勝，故虛熱而煩。去蘇、倍參，加麥門冬五分。

虛煩　治得病時節，卽惡寒，身不疼，頭不痛，但煩熱者，亦名虛煩。内外俱不可攻之，必遂損竭。去蘇、倍參，或更加石膏五分。

煩躁　治心經蘊熱，發作不常，或時煩躁，鼻眼各有熱氣，不能自由，有類

心風。稍定復作,加菖蒲一錢。

附:本方加減湯名治病

茯苓補心湯　即本方三兩,合四物湯二兩。治男婦虛勞發熱,或五心煩熱,并衄血、吐血、便血,及婦人下血過多致虛熱者。或因用心太過發虛熱者,或往來寒熱者。又治每遇夜身發微熱,病人不覺,早起動作無事,飲食如常,既無別證可疑,只是血虛,陰不濟陽。又治潮熱而氣消乏,精神憔悴,飲食減少,日漸尪羸。雖病暫去,而五心常有餘熱,此屬虛證。

卷之四

附方目錄

第九　香蘇散

第十　十神湯

第十一　五積散 附方一

　　交加散 合敗毒散

第十二　桂枝湯 附方二十四

　　桂枝加葛根湯 加葛根

　　桂枝加附子湯 加附子

　　陽旦湯 加黃芩

　　陰旦湯 加黃芩，以桂心代桂枝，以乾薑代生薑

　　葛根湯 加葛根、麻黃

　　桂枝加龍骨牡蠣湯 加龍骨、牡蠣

　　桂枝加厚朴杏仁湯 加厚朴、杏仁

　　黃耆建中湯 加黃耆、膠飴

　　桂枝加芍藥人參新加湯 加人參，倍芍藥、生薑

　　葛根半夏湯 加葛根、半夏、麻黃

　　桂枝加芍藥湯 倍芍藥

　　桂枝加桂湯 倍桂

　　小建中湯 倍芍，加膠飴

　　桂枝去芍藥湯 去芍藥

　　桂枝去桂加白术湯 去桂，加白术

　　桂枝去桂加茯苓白术湯 去桂，加茯苓、白术

　　桂枝加附子紅花湯 去大棗，加附子、紅花

　　黃耆桂枝五物[1]湯 去甘草，加黃耆

　　桂枝去芍藥加蜀漆龍骨牡蠣救逆湯 去芍藥，加蜀漆、龍骨、牡蠣

　　越婢湯 去桂枝、芍藥，加麻黃、石膏

　　桂枝皂角湯 去芍藥、生薑

　　桂枝麻黃各半湯 合麻黃湯

　　桂枝二麻黃一湯 本方二分，麻黃湯一分

1　物：原作"拗"，據《金匱要略·血痹虛勞病脉證并治第六》改。

桂枝二越婢一湯 本方二分,越婢湯一分

第十三　麻黃湯 附方十三

麻黃加生地黃湯 加生地黃

麻黃黃芩湯 加黃芩

麻黃白术湯 加白术

大青龍湯 加生姜、大棗、石膏

三拗湯 去桂枝

麻黃湯 去桂枝,加桑白皮

五虎湯 去桂枝,加知母、石膏

麻黃杏仁甘草石膏湯 去桂枝,加石膏

麻黃杏仁薏苡仁甘草湯 去桂枝,加薏苡仁

杏仁湯 去甘草,加天門冬、芍藥

麻黃桂枝湯 去杏仁,加桃仁、黃芩

麻黃黃芩湯 去杏仁,加赤芍、黃芩

葛根解肌湯 去杏仁,加葛根、赤芍、黃芩[1]

第十四　藿香正氣散 附方三

順氣木香散 加木香、玄胡索

二香湯 加香薷、扁豆、葛根

藿薷湯 加香薷、扁豆、黃連

第十五　升麻葛根湯 附方七

如聖湯 加紫草、木通、生姜

桂枝葛根湯 加桂枝、防風

葛根麥門冬散 加麥門冬、人參、石膏、茯苓

和解散 加人參、防風、川芎、羌活

連翹升麻湯 加連翹、桔梗、薄荷、牛蒡、木通、淡竹葉、燈心

葛根解毒湯 去芍藥,加麥門冬、天花粉、生地黃

人參麥門冬散 去芍藥,加麥門冬、人參、白术,入糯米、竹葉

---

1 黃芩:原缺,據正文補。

小青囊

卷之四

湯名

秣陵[1] 求如王良璨玉卿氏編次

---

1 秣陵：此行署名原缺，據各卷體例補。

第九　香　蘇　散

治內傷少外感多之劑 **香蘇散方**

香附三兩　紫蘇二兩　陳皮一兩　甘草半兩

右爲粗末，每服四錢，生薑三片，葱白三莖，水一鍾半，煎一鍾，熱服，溫覆取微汗。

吳山甫曰：治四時感冒風邪、頭痛發熱之劑。南方風氣柔弱，傷於風寒，俗稱感冒。感冒者，受邪膚淺之名也。《內經》曰：卑下之地，春氣常存。故東南卑下之區，感風之證居多，所以令人頭痛發熱，而無六經之證可求者。所感人也，由鼻而入，實於上部，不在六經，故令頭痛發熱而已。是方也，紫蘇、香附、陳皮之辛芬，所以疏邪而正氣；甘草之甘平，所以和中而輔正爾。

頭痛加川芎、白芷。

頭痛如斧劈，加石膏。

偏正頭風，加細辛、石膏、薄荷。

太陽穴痛，加荆芥穗、石膏。

傷風自汗，加桂枝。

傷寒無汗，加麻黃、乾薑。

傷風惡寒，加蒼术。

傷風咳嗽，加半夏、杏仁。

傷風胸膈痞塞，加枳殼。

傷風鼻塞聲重，咽膈不利，加桔梗、旋覆花。

傷風發熱不退，加柴胡、黃芩。

傷風痰涎壅盛，加白附子、天南星。

傷風鼻衄，加茅花。

傷風氣促不安，加大腹皮、桑白皮。

傷風鼻塞頭昏，加羌活、荆芥。

傷風不散，吐血不時，加生地。

傷風不解，耳內出膿，疼痛，加羌活、荆芥。

傷風中脘塞，不思飲食，加青皮、枳殼。

傷風嘔吐，惡心，加丁香、半夏。

傷風頭暈眼花,顛倒,支持不住,加炮附子。

傷風時作寒慄,加桂枝。

傷風後時時作,虛熱不退,加人參。

傷風飲食不化,加砂仁、青皮。

傷風一向不解,作潮熱,白日至日中不退,日日如是,加地骨皮、柴胡、人參、菴藺。

初感風,頭痛作熱,鼻塞聲重,加羌活、川芎。

感風腰痛,不能伸屈,加官桂、桃仁。

感風渾身痛,加赤芍。

感風頭頸項強急,加羌活、官桂。

感風寒熱頭疼,合平胃散,加藿香、半夏。

感寒頭疼,壯熱,惡寒身熱,合五積散。第十一方。

感寒頭疼,發熱身痛,分陰陽,合敗毒散,加石膏。敗毒散:羌活、獨活、柴胡、前胡、茯苓、甘草、桔梗、枳殼、川芎。

腹痛 腹痛,加木香。

腹刺痛,加薑黃、吳茱萸七粒。

小腹痛 小腹痛不可忍,加木香、薑、棗。

心痛 心卒痛,加玄胡索,酒一鍾。

脾胃不和,中脘不快,加麥芽、神麴。

飲食不下,欲吐不吐,加丁香、蘿蔔子。

傷食 傷食,嘔吐泄瀉腹痛,加乾薑、木香。

酒疸 飲酒太過,發黃疸,加茵陳、山梔。

中酒 中酒嘔惡,加烏梅、丁香。

冷嗽 冷嗽不已,加乾薑、五味、杏仁。

脾寒 脾寒,加良薑、青皮、草果。

腳氣 腳氣,加木瓜、木香、牛膝、吳茱萸、川楝子。

經水 婦人經水將行,先作寒熱,加蘇木、紅花。

產後發熱 婦人產後發熱不除,加參、者。

產後腰痛 產後腰痛,加當歸、官桂。

產後虛熱 產後虛熱,煩渴,加人參、地黃。

产後感風 産後感風，手脚疼痛，合生料五積散、人參敗毒散，加地黃、川芎。

婦人忽然大便急痛，加木香、木瓜、吳茱萸。

婦人有氣所苦，胸膈痞痛，脅肋刺痛，小便急痛，加木香、枳殼。又云：加木香、砂仁。

第十　十　神　湯

解利陽明經瘟疫時氣之劑　**十神湯**方

升麻　葛根　赤芍藥　甘草　香附　紫蘇　陳皮　白芷　麻黃　川芎

右等分，每服五錢，薑、葱煎，熱服取微汗。

治時令不正，瘟疫妄行，感冒發熱。

治斑疹欲出。

中滿氣實，加枳殼。

吳綬[1]曰：此湯用升麻、葛根，能解利陽明經瘟疫時氣，發散藥也，非正傷寒之藥。若太陽經傷寒用之，則引邪入陽明經，傳變發斑矣。慎之！

吳山甫曰：此治外感風寒之套劑也。古人治風寒，必分六經見證用藥。然亦有只是發熱頭痛，惡寒鼻塞，而六經之證不甚顯者，故亦總以疏表利氣之藥主之而已。故川芎、麻黃、乾葛、升麻、白芷、紫蘇、香附、陳皮皆辛香利氣之品，故可以解感冒氣塞之證。乃赤芍者，所以和陰氣於發汗之中，而甘草者，所以和陽氣於疏利之隊也。

第十一　五　積　散

本方[2]合和湯名一方，附於後。

五積散方 積者聚也，謂麻黃湯、桂枝湯、二陳湯、四物湯、平胃散，五方聚成一方也。

---

1 綬：原作"緩"，乃"綬"之形誤。吳綬，明醫學家。據其所著《傷寒蘊要全書》（1505 年）改。

2 本方：此行説明原缺，據全書體例及原目錄補。

麻黄 六兩,去根節。手太陰肺經之藥。入足太陽膀胱經,兼走手少陰心經及足陽明胃經,發太陰、少陰經汗。王海藏云:治衛實之藥。

甘草 炙,三兩。入足太陰、厥陰經。東垣云:散表寒,除邪熱,熱藥得之緩其熱,寒藥得之緩其寒。寒熱相雜者,用之以得其平。

肉桂 去粗皮,三兩。入足太陰、少陰經血分,治衛虛之藥。

芍藥 三兩。入手太陰及足太陰經。

乾薑 煨,四兩。發諸經之寒氣。

陳皮 去白,六兩。

半夏 薑制,三兩。入陽明、太陰、少陰三經。

茯苓 去皮,三兩。入足少陰、手足太陽經。

枳殼 去瓤,麩炒,六兩。

桔梗 去頭硬一節及丫尾,十二兩。入手太陰肺氣分及足少陰。

當歸 三兩。

川芎 三兩。

厚朴 去粗皮,薑制,四兩。

蒼术 米泔浸去皮。二十四兩。

白芷 三兩。

右除肉桂、枳殼二味,別爲粗末,將十三味慢火炒令色轉,攤冷,次入枳、桂令勻。每服三錢,水一盞,生薑三片,葱白三段,煎一鍾,熱服。不炒者名生料。

治傷寒發熱,頭痛惡寒,無問內傷生冷,外感風寒。

治感冒寒邪,頭疼身痛,項強,腰背拘急,惡寒嘔吐,或有腹痛。

治飲食所傷,兼感風寒。

治飲食不節,寒中陰經,胸膈不快,腹滿閉塞,唇青,手足冷,脉沉細小[1]。

治寒濕客於經絡,腰脚酸疼。

治風寒濕所搏臂痛,或因提重物致臂痛,或腫或不腫。

治冷積,嘔吐、泄痢。

治癥瘕。

---

1 小:原作"少",無此脉象,據文義改。

治痘瘡，本蘊熱毒，小兒熱盛則飲冷，熱則當風，致被風寒。寒熱相搏，面青發熱，心煩自利。宜此散其内外之寒毒，然後熱氣上行，或汗，或痘瘡癮疹皆愈。

治女人經滯腹痛。

治産後經風，腰膝酸軟，遍身疼痛拘攣。

若調經，加艾、醋、棗、生薑。

若催生，加艾、醋。

若難産，加麝香。

若産後，加醋、艾、生薑。

若中風，加麝少許。

若中寒，身體強直，口禁不語，或四肢戰掉，或洒洒惡寒，翕翕發熱，或卒然眩暈，身無汗者，此爲寒毒所中，加香附一錢，麝少許。

若於窗罅間梳洗，卒然如中，呼爲簷風，加防風一錢。

若陰證傷寒，手足逆冷，及虛汗不止，脉細欲絶，面青而嘔，加附子。

若時疫，項強、拘急，加豆豉。

[腰痛] 若寒腰痛，見熱則減，見寒則增，加吳茱萸五分。

若腰痛，加桃仁、木瓜、杜仲、續斷，治惡血腰痛。

若閃挫，或勞役腰痛，加炒桃仁五枚。

[身痛] 若身痛，加秦艽。療風，無問新久，通身拘急。

[冷泄] 若冷泄，加炒生薑、烏梅、肉豆蔻、陳倉米。

[内傷冷物] 若脾胃不和，内傷冷物，渾身疼痛，頭昏無力，胸膈不利，飲食不下，氣脉不和，四肢覺冷，或睡里虛驚，至晚心躁困倦，入鹽少許同煎。

[脚氣] 若脚氣，加全蝎三個，入酒煎。

[鶴膝風] 若鶴膝風，加松木、杉木二節。

[寒濕風] 若寒濕流注，兩脚酸疼，有兼痰氣，加木瓜。

[痛風] 若筋骨疼痛，俗呼爲痛風，或痛而遊走無定，俗呼爲走注風，加乳香。

[偏墜] 若偏墜，加吳茱萸、茴香、桃仁各炒五分。

附：本方合和湯名治病

交加散　卽本方合敗毒散。治風寒俱傷，或惡風，或惡寒，或有汗、無汗，疑似之間服之。又治初得病，頭疼發熱，無陽毒、少陰諸證，而咽喉自疼者。或感冒後，頓用厚衣被堆壅，或用蠻法，服生薑、熱酒卽臥，遂成上壅。或先有壅熱，欲取涼快，致爲外邪所襲，既有風寒，又有壅熱者。

第十二　桂　枝　湯

本方加減湯名二十一方，合和湯名三方，共計二十四方，附於後。

桂枝湯方

桂枝　君。去粗皮，三兩。體輕，本乎天者，親上，故爲君。味辛甘發散爲陽。辛能解肌，甘能實表。

芍藥　臣。三兩。風淫於內，以酸收之，恐其走泄陰氣，故用之以收之。

甘草　佐。炙，二兩。風淫于內，以甘緩之。

大棗　使。十二枚，擘。風淫于內，以甘緩之。同生薑行脾之津液而和榮衛。《醫壘元戎》改桂枝、芍藥、生薑各一錢半，甘草一錢。

生薑　使。三兩。風淫于內，以辛散之。

右五味，以水七升，微火煮取三升，去滓，適寒溫服一升，服已，須更啜熱稀粥一升餘，以助藥力，溫覆令一時許，通身縶縶微似有汗者益佳，不可令如水流漓，病必不除。若一服汗出，病差，停後服，不必盡劑。若不汗，更服，依前法。又不汗，後服當小促少，從容也。其間，半日許，令三服盡。若病重者，一日一夜服，周時觀之。服一劑盡，病證猶在者，更作服。若汗不出者，乃服至二三劑。禁生冷、粘滑、肉、麵、五辛、酒、酪、臭惡等物。

治太陽之爲病，脉浮，頭項強痛而惡寒，尺寸俱浮者，太陽受病也，當二三日發。以其脉上連風府，故頭項強，腰脊痛。

治太陽之爲病發熱，風在表，則表實，故令發熱。惡風，衛氣不能衛外也。汗出，榮傷則無以固衛津液，故汗出。脉緩者，衛氣不能鼓也。名爲中風。

治太陽病，頭痛發熱，汗出惡風。

治太陽病，發熱汗出，此爲榮弱衛強，故使汗出。

治太陽病，先發汗，不解，而復下之。脉浮者不愈。浮爲在外，而反下之，故令不愈。今脉浮，故知在外，當須解外則愈。

治發熱，發汗已解，半日許，復煩躁，脉浮數者，可以此更發汗。

治太陽病，初服桂枝湯，反煩不解者，先刺風池、風府，卻與本湯。

治中風陽浮而陰弱，陽脉浮者，衛中風也，熱自發；陰脉弱者，榮氣弱也，汗自出。嗇嗇惡寒，淅淅惡風，翕翕發熱，鼻鳴乾嘔者。

治病人藏無他病，時發熱，自汗出而不愈者，此衛氣不和也，先其時發汗則愈。

治身熱、汗出惡寒，屬表病。常自汗出者，此爲榮氣和。榮氣和者，外不諧，以衛氣不共榮氣和諧故爾。以榮行脉中，衛行脉外，復其發汗，榮衛和諧則愈。

治陽明病，脉遲，汗出多，微惡寒，表未解者。

治自利不渴者，屬太陰。脉浮而緩，手足自溫者，繫在太陰。下後腹滿時痛者，屬太陰。太陰病脉浮者，可發汗，宜用之。

治厥陰下利清谷，不可汗，汗出必脹滿，下利。腹脹滿，身體疼痛者，先溫其里，乃攻其表。四逆湯攻其表，以本方。

治傷寒六七日不大便，頭痛有熱者，與承氣湯：其小便清者，知不在里，仍在表也，當須發汗。若頭痛者，必衄血，宜服本方。

附：本方加減湯名治病

桂枝加葛根湯　卽本方加葛根。治太陽病，項背強几几，汗出惡風。

桂枝加附子湯　卽本方加附子。治太陽病發汗，遂漏不止，其人惡風，小便難，四肢拘急，難以屈伸者。

陽旦湯　卽本方加黃芩。治中風傷寒，脉浮，發熱往來，汗出惡風，項強鼻鳴，乾嘔。

陰旦湯　卽本方加黃芩，以桂心代桂枝，以乾薑代生薑。治傷寒肢節疼痛，內寒外熱，虛煩。

葛根湯　卽本方加葛根、麻黃。治太陽病，項背強几几，無汗惡風。

桂枝加龍骨牡蠣湯　卽本方加龍骨、牡蠣。

治男子平人脉大，爲虛勞。男子面色薄者，主渴及亡血。卒喘悸，脉浮者，里虛也。男子脉虛、沉弦，無寒熱，短氣，里急，小便不利，面色白，時目瞑，兼衄，少腹滿，此爲勞使之然。勞之爲病，其脉浮大，手足煩，春夏劇，秋冬差，陰寒精自出，痠削不能行。治男子脉微弱而澀，爲無子，精氣清冷。治失精家，小腹弦急，陰頭寒，目眩，髮落，脉極虛芤遲，爲清[1]穀，亡血，失精。脉得諸芤動微緊，男子失精，女子夢交。

桂枝加厚朴杏仁湯　即本方加厚朴、杏仁。治傷寒喘而有汗。又治太陽病，下之微喘者，表未解故也。

黃耆建中湯　即本方加黃耆、膠飴。治男女因積勞虛損，或大病後小腹作痛，四體沉滯，骨肉酸疼，吸吸少氣，行動喘乏，胸滿氣急，腰背強痛，心中虛悸，咽乾唇燥，面目少色。或治飲食無味，陰陽廢弱，悲憂慘戚，多臥少起。久者積年，輕者有日，漸致瘦削，五藏氣竭。又治肺與大腸俱不足，虛寒之氣，小腹拘急，腰痛，羸瘦百病。

桂枝加芍藥人參新加湯　即本方加人參，倍芍藥、生薑。治發汗後身痛，脉沉遲者。

葛根半夏湯　即本方加葛根、半夏、麻黃。治太陽與陽明合病，不下痢，但嘔者。

桂枝加芍藥湯　即本方倍芍藥。治本太陽病，醫反下之，因而腹滿時痛者，屬太陰也，服之。又治婦人傷寒，中風自汗，頭痛，項背強，發熱惡寒，脉浮而緩。恐熱入血室，故倍芍藥。

桂枝加桂湯　即本方倍桂。治燒鍼令其汗，鍼處被寒，核起而赤者，必發奔豚，氣從小腹上衝心者，灸其核上各一壯，服此湯。

小建中湯　即本方倍芍，加膠飴一升。治太陽傷寒，陽脉濇，陰脉弦，腹中急痛。又治厥陰病，煩滿而囊縮，其脉尺寸俱微緩者。若微浮，爲欲解；不微浮，而爲未愈者，服之。又治傷寒二三日，心中悸而煩者。又治虛急悸衄，腹中痛，夢失精，四肢酸疼，手足煩熱，咽乾口燥。

桂枝去芍藥湯　即本方去芍藥。治脅滿，邪氣傳里，必先自胸而脅，以次經心腹而入胃也。是以胸滿，多帶表證；脅滿，多帶半表半里證。如下後脉促胸滿者，宜此。

桂枝去桂加白术湯　即本方去桂，加白术。治太陽傷寒八九日，風濕相搏，身體煩疼，不能自轉側，不嘔不渴，脉浮虛而濇者，桂枝附子湯。若其人大便硬，小便自利者，宜服此湯。

桂枝去桂加茯苓白术湯　即本方去桂，加茯苓、白术。治汗下後仍頭項強痛，

翕翕發熱，無汗，心下滿，微痛，小便不利者。心下滿痛，小便利者，欲成結胸。小便不利爲停飲，故加苓、术以行之。又治厥陰之爲病，消渴，氣上衝心，心中疼熱，饑而不欲食，食則吐蚘，下之，利不止者，服之。

桂枝加附子紅花湯　卽本方去大棗，加附子、紅花。治婦人傷寒，表虛自汗，身冷，四肢拘急，脉沉而遲，太陽標病，少陽本病，經水適斷。

黃耆桂枝五物[1]湯　卽本方去甘草，加黃耆。治血痹。

桂枝去芍藥加蜀漆龍骨牡蠣救逆湯　卽本方去芍藥，加蜀漆、龍骨、牡蠣。治傷寒脉浮，醫以火迫劫之，亡陽，必驚狂，起臥不安者。

越婢湯　卽本方去桂枝、芍藥，加麻黃、石膏。治發熱惡寒，脉微。

桂枝皂角湯　卽本方去芍藥、生薑。治肺痿。

附：本方合和湯名治病

桂枝麻黃各半湯　卽本方合麻黃湯。治太陽病，得之八九日，如瘧狀，發熱惡寒，熱多寒少，其人不嘔，清便欲自可，一日二三度發。脉微緩者，爲欲愈也。脉微而惡寒者，此陰陽俱虛，不可更發汗、更下、更吐也。面色反有熱色者，未欲解也。以其不能得小汗出，身必癢者，服之。又治陽明病，法多汗而或反無汗，其身如蟲行皮中狀者，此久虛故也。又治厥陰之爲病，煩滿囊縮，其脉尺寸俱微緩。若浮緩者，必囊不縮，外證必發熱惡寒似瘧，爲欲愈，宜服此。

桂枝二麻黃一湯　卽本方二分，麻黃湯一分。治服桂枝湯，大汗出，脉洪大者。與桂枝湯，若形如瘧，日再發者，服此湯解之。

桂枝二越婢一湯　卽本方二分，越婢湯一分。治太陽病，發熱惡寒，熱多寒少，脉微弱者，此無陽也，不可更汗。

第十三　麻　黃　湯

本方加減湯名十三方，附於後。

麻黃湯方

麻黃　君。去節，三兩。輕可去實，辛溫之味，主發散寒邪。

1　物：原作“拗”，據《金匱要略·血痹虛勞病脉證并治第六》改。

桂枝 臣。去皮,二兩。寒邪在經,表實而腠理密,故用此爲臣。

甘草 佐。炙,一兩。

杏仁 使。去皮尖,七十個。利氣。

右四味,以水九升,先煮麻黃,減二升,去上沫,内諸藥,煮取二升半,去滓,溫服八合,覆取微似汗,不須啜粥。餘如桂枝湯法。

治太陽病,或已發熱,未發熱,必惡寒,體痛,嘔逆,脉陰陽俱緊者,名曰傷寒。

治太陽病,頭痛發熱,身疼腰痛,骨節疼痛,惡風無汗而喘者。

治傷寒,脉浮緊,不發汗,因致衄者。

治太陽病,脉浮緊,無汗,發熱,身疼痛,八九日不解,表證仍在,此當發其汗。服藥已微除,其人發煩,目瞑劇者,必衄,衄乃解。所以然者,陽氣重故也,宜服此。

治陽明病,脉浮,無汗而喘者,發汗則愈,宜服此。

治太陽與陽明合病,喘而胸滿者,不可下,宜服此。

治陽明中風,口苦咽乾,腹滿微喘,發熱惡寒,脉浮而緊。若下之則腹滿,小便難。

河間曰:假令得肝脉,其外證善潔,面青,善怒,其三部脉俱弦而浮,惡寒、里和,謂便清自調也。本方加防風、羌活各三錢。謂肝主風,是膽經受病,大便秘,或泄下赤水,并數,皆里不和。

假令得心脉,其外證面赤口乾,善笑,其尺寸脉俱浮而洪,惡寒,里和,本方加黃芩、石膏各三錢。謂心主熱,是小腸受病也。

假令得脾脉,其外證面黃,善噫、善思、善味,尺寸脉俱浮而緩,里和惡寒,本方加白术、防己療風寒,除濕。各五錢。謂脾主濕,是胃經受病也。

假令得肺脉,其外證面白,善噫,悲愁不樂[1]欲哭,其尺寸脉俱浮而澀,里和惡寒,本方加桂枝、生薑各三錢。謂肺主燥,是大腸受病也。

假令得腎脉,其外證面黑,善恐,其尺寸脉俱浮而遲,里和惡寒,本方加附子、生薑謂腎主寒,是膀胱受病也。各三錢。

---

1 樂:原作"未",據《難經·十六難》改。

附：本方加減湯名治病

麻黃加生地黃湯　即本方加生地黃。治婦人傷寒，脉浮而緊，頭痛身熱，惡寒無汗。發汗後，恐熱入血室者用之。

麻黃黃芩湯　即本方加黃芩。治喘渴氣壅。

麻黃白术湯　即本方加白术。治風濕相搏，腰以上腫。

大青龍湯　即本方加生薑、大棗、石膏。治太陽中風，脉浮緊，發熱惡寒，身疼痛，不汗出而煩燥者。又治傷寒，脉浮緩，身不疼，但重，乍有輕時，無少陰證者。

三拗湯　即本方去桂枝。治咳嗽氣壅。

麻黃去桂加桑白皮湯[1]　即本方去桂枝，加桑白皮。治喘促。

五虎湯　即本方去桂枝，加知母、石膏。治痰喘。

麻黃杏仁甘草石膏湯　即本方去桂枝，加石膏。治發汗後，不可更行桂枝湯，汗出而喘，無大熱者。又治下後不可更行桂枝湯，汗出而喘，無大熱者。

麻黃杏仁薏苡仁甘草湯　即本方去桂枝，加薏苡仁。治病者一身盡痛，發熱、日晡所劇者，此名風濕。此病傷於汗出當風，或久傷取冷所致也。

杏仁湯　即本方去甘草，加天門冬、芍藥。治風濕疼痛，惡風微腫。

麻黃桂枝湯　即本方去杏仁，加桃仁、黃芩。治夜發瘧。

麻黃黃芩湯　即本方去杏仁，加赤芍、黃芩。治小兒傷寒，無汗頭痛，身熱惡寒。

葛根解肌湯　即本方去杏仁，加葛根、赤芍、黃芩。治疫癘。

第十四　藿香正氣散

本方加減湯名三方，附於後。

治四時不正之氣，感則增寒壯熱之主劑。　**藿香正氣散**

藿香　陳皮去白，各三錢　白术土炒　厚朴紫油者，去粗皮，姜汁炒　桔梗去頭上尖硬一節及尾　甘草炙　半夏薑制　紫蘇各二錢　大腹皮　白芷　白茯苓各一錢

1　麻黃去桂加桑白皮湯：原作"麻黃湯"，此麻黃湯加減湯，不能與主方同名，據該書衍生方體例改。

右爲粗末，每服四五錢，水一鍾半，生姜三片，大棗一枚去核，煎，熱服。如欲汗，去棗，加葱白三莖，熱服，溫覆取汗。

吳山甫曰：風寒客於皮毛，理宜解表。四時不正之氣，由鼻而入，不在表而在里，故不用大汗以解表，但用芬香利氣之品以主之。白芷、紫蘇、藿香、陳皮、大腹皮、厚朴、桔梗，皆氣勝者也，故足以正不正之氣。白术、茯苓、甘草、半夏，則甘平之品耳，所以培養中氣而樹中營之職者也。

吳綬曰：此方宋人所制，非正傷寒之藥。若病在太陽經，頭痛發熱、骨節痛者，此方全無相干。如妄用之，先虛正氣，逆其經絡，雖汗出亦不解，變成壞證多矣。

凡傷寒發熱，脉沉，與元氣虛并陰傷寒發熱者，切宜戒之。

中風　治中風。戴復庵[1]曰：肥人多有中風，以其氣盛於外而歉於內也。肺爲氣出入之道，人肥者氣必急，氣急必肺邪盛。肺金剋木，膽爲肝之腑，故痰涎壅盛。所以治之必先理氣爲急。中後氣未盡順，痰未盡除，調理之劑，惟當以藿香正氣散和星香散煎服。附：**星香湯**方：南星四錢，木香五分，姜煎。

治中氣：中氣之證與中風相似，但中風身溫，有痰涎，多不能治；中氣之證，身冷，無痰涎，須臾便醒。其故何也？夫中風、中氣，一源流也，皆出喜怒思悲恐。五志惟怒爲甚，所以爲病之暴也。蓋少壯之人，氣血未虛，真水未竭，適因怒動肝火，火畏于水，不能上升，所以身冷，無痰涎，然須臾便醒者，水旺足以降火也，此名爲中氣。

中惡　治中惡：其證暮夜或登廁，或出郊野，或游冷屋，或行人所不至之地，忽然眼見鬼物，口鼻吸着惡鬼氣，驀然倒地，四肢厥冷，兩手握拳，口鼻出清血，此名中惡。切勿移動其屍，服此湯。

傷寒　治傷寒頭疼，憎寒壯熱，上喘咳嗽。

傷暑　治傷暑。戴復庵曰：瀉而腹痛，有積者，本方合五苓散服之。

---

1 復庵：此首見於《證治要訣》黃瑜"書《證治要訣》後"，稱"太醫院使金華復庵戴原禮著"。沈鳳閣點校此書，謂未見有稱戴原禮（名思恭）"復庵"者，且云"戴復庵爲宋代醫家，疑有誤"。查諸史料，沈氏所考可信。然因黃瑜之誤，後世亦有以"復庵"稱戴元（一作原）禮者。本書所引"復庵"言論，可見於《證治要訣》，故此書復庵亦實指戴元禮。

[暑風] 治暑風。戴復[1]庵曰：傷暑自汗，手足時自搐搦者，謂之暑風。緣已傷於暑，毛孔開，而又邪風乘之。或暑月身癢如鍼刺，間有赤腫處，亦名暑風。或加以吐瀉兼作，本方合六和湯加全蝎。附：**六和湯**方　砂仁、半夏、杏仁、人參、甘草各一錢，赤茯苓、藿香、白扁豆、木瓜各二錢，香薷、厚朴各四錢，每劑四錢，姜、棗子，煎服。

[霍亂] 治內傷外感而成霍亂吐瀉，胸痞腹疼，氣不升降，甚則手足厥逆，冷汗自出，或吐而不瀉，或瀉而不吐，或吐瀉兼作，或吐瀉不透，先以蘇合丸通其痞塞，繼進本方，加木香半錢。或瀉而不吐，胸膈痞滿，先以陰陽湯，一半滾水，一半生水。或鹽湯頓服，以導其吐。已吐、未吐，并用本方，進蘇合丸。或吐而不瀉，心腹疼痛，頻欲登圊，苦於不通，本方加枳殼一錢。或吐瀉兼作，心腹纏擾，本方加官桂、木香各五分。或欲吐不吐，欲瀉不瀉，心腹纏擾，痛不可忍，上下不通，言語不定，如見鬼神，俗謂之乾霍亂，又謂之絞腸砂。先以濃鹽湯頓服，次調蘇合丸，繼進本方，加木香、枳殼各五分。

[腹痛] 治腹痛。戴復庵曰：腹痛之病，所感不一，或因寒熱，或因暑濕，或因飲食饑飽。不問何證，皆可用本方加木香五分。若腹痛欲得熱手按及喜熱食者，此是積冷作痛，當用理中湯等溫藥。如用溫藥不效，痛愈甚，大便不甚通，當微利之，用本方加官桂、木香、枳殼各五分，以吞下來復丹。

[痢] 治痢。戴復庵曰：凡痢初發，不問赤白，里急後重，頻欲登圊，及去而所下無多，既起而腹內復急，宜用本方加木香五分，下蘇合丸。或赤痢，血色鮮紅，或似蛇蟲形，而間有鮮血者，此屬熱痢，宜用本方加黑豆三十粒，下黃連丸。感暑而成痢，痛甚而食不進者，本方合六和湯，即名木香交加散。

[反胃] 治反胃嘔惡。

[瘴氣] 治山嵐瘴氣。

[臟腑虛鳴] 治臟腑虛鳴。

[發丹] 治發丹。戴復庵曰：發丹色狀不一，癢痛亦異。古方名瘖疹。大概皆因血熱肌虛，風邪所搏而發，然色赤者多，故謂之丹，俱宜用本方。

有人一生不能食雞肉及獐、魚動風等物，纔食則丹隨發，以此是得，係是脾風。脾主身之肌肉，本方乃治脾之劑，屢試屢驗。

1　復：原作“腹”，據本節多引“戴復庵”改。

冷嗽喘滿 治冷嗽喘滿，加人參、杏仁、五味子。

附：本方加減湯名治病

心腹痛 **順氣木香散**　即本方加木香、玄胡索。治心腹痛，嘔惡。

暑熱 **二香湯**　即本方加香薷、扁豆、葛根。治自夏至以後，時令暑熱，有人壯熱煩渴而不惡寒者，乃熱病也。

治兼有內傷生冷，飲食停滯，或嘔吐惡心，中脘痞滿，或惡風，或憎寒拘急者並治。

暑 **藿薷湯**　即本方加香薷、扁豆、黃連。治暑。

第十五　升麻葛根湯
本方加減湯名七方，附於後。

治痘疹之總劑 **升麻葛根湯** 錢氏方

升麻 解肌肉間熱。

白芍 酒炒，健脾，補表，止腹痛而收陰，治痘血散不歸，賴以收之而附氣也，痘解不斂，賴以收之而成功也。又止瀉養脾而驅蒸鬱。七日前少用，七日後不禁。

甘草 炙。以上各一錢。解諸毒，瀉火，健脾和中。賴此分理陰陽，正君臣之道也。

葛根 一錢半。解肌發表，出汗，開腠理。

右水一盞半，煎至一盞，去滓，稍熱服，日進二三服。

治疹子初發熱時，與傷寒相似，但疹子則面頰赤，咳嗽，噴嚏，鼻流清涕，鼻爲肺之竅，以火爍金而液自流也。目中淚出，肺熱則移於肝，肝之竅有目也。呵欠喜眠；或吐瀉，或手搯[1]眉目、唇鼻及面。肺熱證也。不可妄用汗下，宜本方發之。

治疹子初發熱之時，時令太熱，本方合人參白虎湯即人參、石膏、甘草、知母、粳米。發之。

疹子渴 治疹子渴，喜飲水，純是火邪，肺焦胃乾，心火內亢[2]故也。初發熱渴者，加天花粉、麥門冬。

---

1 搯：tāo。《中華字海》："叩擊。《國語·魯語》：'無搯膺。'"
2 亢：原作"元"，據字形及文義改。

治痘疹諸證，若初發熱，宜解表，加柴胡、羌活、白芷、桔梗、防風。

若發熱三四日，熱甚不減，宜解毒，加大力子、連翹、瘡家聖藥。紫草、桔梗。

痘不出 若痘不出，加防風、蟬蛻、荆芥、黃芩、紅花。

痘出不快 若痘出不快，清便自調者，乃邪在表也，當本方微發散。

若陽明經痘出不快，加紫草。

稠密 若痘出太稠密，加人參、當歸、木香、紫草、大力子、防風、桔梗。

夾疹 若痘初出，其間碎密如芥[1]子者，夾疹也。

夾班 皮肉紅腫成片者，夾班也。疹由心熱，班由胃熱，宜急解其毒。夾疹加防風、荆芥穗、木通、麥門冬、黃連。夾班加石膏、人參、大青、玄參、淡竹葉。

自利 若痘出自利，加條芩，生用。

腹痛 若痘出腹痛，加木香、青皮、枳殼、山查肉。

腰痛 若痘出腰痛，加獨活、北細辛。治腰痛，獨活爲使。

頭痛 若痘出頭痛，加羌活、藁本、蔓荆子。

驚搐 若痘出驚搐，加木通、安心。生地黃、生血寧。燈心。

小便少 痘出小便少，加木通、車前、瞿麥。

大便秘 痘出大便秘，加大黃。

衄 痘出衄血，加山梔、玄參、乃樞機之劑，管領諸氣上下蕭清，而瀉無根之火，爲聖藥。生地黃。

眼痛 痘出眼痛，加密蒙花、柴胡、明目，益精。龍膽草。治兩目赤腫，睛脹，瘀肉高起，疼痛不可忍，以柴胡爲君，乃眼痛必用之藥。

痘色赤 若夏秋之間，常有酷熱，忽爲熱氣所蒸，其痘色變，或大赤焮發，或糜嫩不堅實，本方合白虎湯。

痘咽痛 若痘出咽痛，加桔梗、連翹。

痘紫 若痘瘡乾，或帶紫，或帶火赤，血熱也，加當歸、生地、紅花、地骨皮、牡丹皮。

灰白 若痘出灰白色，平陷者，氣虛也，加人參、黃芪、防風、木香、官桂。

不起 若手足痘不起，脾胃不足也，加防風、官桂、人參、黃芪。

---

1 如芥：原作"加疥"，據文義，乃"如芥"之形誤，因改。

不透　若痘太密，起發不透，又渴者，此津液不足。加人參、麥門冬、天花粉。

痘出泄瀉　若痘出泄瀉者，里虛也，加人參、白术、訶子、白茯苓。

不結痂　若痘不結痂者，濕熱也，加黃芪、防風、官桂、白术。

痘後瘡　若痘後遍身瘡癬，如疥如癩，膿血浸淫，皮膚潰爛，日久不愈，此毒氣深，漫散於皮膚，此方主之。

附論

古人謂：但見紅點，便不可服升麻葛根湯，恐發得表虛也。此蓋爲痘疏毒少者言。後人不達立言之旨處，謂凡出痘子，纔見紅點，真不可服。殊不知升麻葛根湯四味，乃發表解毒，疏通氣血、升降陰陽之劑。痘出太密，正宜常服以解之。令陷者升之，燥者潤之，鬱者疏之，過者平之，陰精不衰而陽毒不亢也。苟謂痘疏毒少者，雖他藥不可服，況葛根湯乎？

附：本方加減湯名治病

熱甚　**如聖湯**　即本方加紫草、木通、生姜，煎服。治痘疹熱甚恐變，預解之。

痘不作膿　**桂枝葛根湯**　即本方加桂枝、防風、入生姜、淡豆豉同煎。治痘瘡發熱之後，正待作膿，邪不作膿，如感風寒，宜此溫散。又治疹子發熱之時，如時令太寒，以此發之。又治痘初出之時，遍身癢，爬搔不寧者，此毒火留於肌肉之間，應出不出，遊散往來，故作癢也。不可作肌肉虛癢，宜此方加荊芥、牛蒡主之。

變青灰白　又治冬春之間，常有暴寒，忽爲寒氣所侵，其痘色變，或青或灰白，頭水冰凍，不能成漿，加麻黃服之。

痘中凸、四圍乾平無水　又治痘疹起發，中心凸起，四圍乾平無水者，或里紅外黑者，此由平日感受風寒，皮膚不堅厚，以致痘毒鬱而不散，以此發之。

又治痘瘡感風而肌竅閉塞，血凝而不行，必身痛，四肢微厥，斑點不常，或變黑色，或變青紫，夾瘟[1]疹，此爲倒伏，宜溫肌發散，加麻黃、蟬蛻服。

痘頂不起　又治痘頂皮不起，根脚不開，猶是先出之形，不見新生之水，此謂起發不透也。審察證候，如氣本實者，必曾感風寒，宜此方合奪命丹。附**奪命丹**方：麻黃酒蜜炒焦、升麻各五錢，山豆根、紅花子、大力子、連翹各二錢半，蟬蛻、紫草各

1　夾瘟：此二字殘缺，據殘筆及文義補。

一錢半，人中黃三錢，爲[1]蜜丸。

斑疹渴 **葛根麥門冬散**   卽本方加麥門冬、人參、石膏、茯苓。治班疹毒，大熱而渴。

和中解表之劑 **和解散**   卽本方加人參、防風、川芎、羌活。和中解表之劑。

痘大熱而渴 **連翹升麻湯**   卽本方加連翹、桔梗、薄荷、牛蒡、木通，入淡竹葉、燈心煎。治痘，身熱如火，大小便不通而渴，痘稠密，其毒必盛，宜解毒兼利小便，此方服之。又治痘疹發熱，痘已出，熱不少減，此毒蘊於中，其勢方張，其瘡必密，宜急解毒。加防風、荊芥、地骨皮。

痘燥渴 **葛根解毒湯**   卽本方去芍藥，加麥門冬、天花粉、生地黃，入糯米再煎，去渣，更加茅根自然汁一合服。治痘太密，津液不足，咽乾膈燥而渴。

人參麥門冬散   卽本方去芍藥，加麥門冬、人參、白术，入糯米、竹葉，煎。治痘後作渴，欲飲水，此心胃二經受邪熱也。其人必能食，大便秘，小便赤，舌燥咽乾。若食少，大小便自調，雖好飲湯，咽舌不燥，此脾胃虛，津液不足也。更加天花粉。又治痘太密，津液不足，咽乾膈燥而渴。

---

1 爲：原字殘，據殘筆及文義補。

卷之五

附方目錄

第十六　補中益氣湯 附方七

補中益氣加黃柏知母湯 加黃柏、知母

升陽益胃湯 加神麴,生黃芩

人參益胃湯 加益智、黃芩、半夏、蒼术、紅花

補中益氣去當歸湯 去當歸

調中益氣湯 去當歸,加蒼术、木香

升陽順氣湯 去白术,加半夏、草豆蔻、神麴、黃柏

調榮養氣湯 去升麻,加生地黃、川芎、細辛、羌活、防風

第十七　小柴胡湯 附方二十一

小柴胡加五味子湯 加五味子

小柴胡加牡丹皮湯 加牡丹皮[1]

小柴胡加地黃湯 加生地黃[2]

小柴胡茯苓湯 加茯苓[3]

小柴胡芒硝湯 加芒硝

柴胡半夏湯 加麥門冬、白术

柴胡雙解散 加陳皮、芍藥

小柴胡加枳桔湯 加枳皮、桔梗

小柴胡[4]乾薑牡蠣湯 加乾薑、牡蠣

小柴胡[5]芒硝大黃湯 加芒硝、大黃

柴胡桂枝湯 加桂枝、芍藥

加味小柴胡湯 加黃連、白芍、玄參、升麻

小柴胡加生薑橘皮竹茹湯 加生薑、橘皮、竹茹[6]

小柴胡去棗加牡蠣湯 去棗,加牡蠣[7]

---

1 加牡丹皮：原脱,據正文補。
2 加生地黃：原脱,據正文補。
3 加茯苓：原方名爲"小柴胡加茯苓湯",其後無文,今據體例與正文,删方名"加"字,補加味藥。
4 小柴胡：其下原有"加"字,據正文删。
5 小柴胡：其下原有"加"字,據正文删。
6 加生薑、橘皮、竹茹：原脱,據正文補。
7 去棗,加牡蠣：原脱,據正文補。

小柴胡去黄芩加茯苓湯 去黄芩,加茯苓[1]

小柴胡去黄芩加芍藥湯 去黄芩,加芍藥[2]

小柴胡去半夏加人參栝蔞湯 去半夏,加人參、瓜蔞

小柴胡去參棗加五味子乾薑湯 去人參、大棗,加五[3]味子、乾薑

大柴胡湯 加大黄、赤芍、枳實,去人參

柴胡飲子 去半夏、大棗,加大黄、當歸、芍藥

柴苓湯 合五苓散

第十八　涼膈散 附方四

活命金丹 加青黛、藍根

轉舌膏 加遠志、菖蒲,蜜丸,朱砂爲衣

清心湯 加黄連

三和湯 合四物湯

---

1 去黄芩,加茯苓:原脱,據正文補。

2 去黄芩,加芍藥:原脱,據正文補。

3 五:原誤作"加",據方名及正文改。

卷 之 五

湯 名

秣陵求如王良璨玉卿氏編次

涇川完素楊文見　　助梓

第十六　補中益氣湯

本方加減湯名七方，附於後。

補中益氣湯方

黃耆 蜜炙，一錢。

甘草 炙，五分。

人參 一錢。以上三味，除濕熱煩熱之聖藥也。

當歸身 酒洗，七分，和血脉。

橘皮 去白，五分。以理胸中之氣，又能助陽氣上升，以散滯氣，助諸甘辛爲用。

柴胡 能引清氣，而行陽道。

升麻 各三分。引胃氣，上行升騰，復其本位，便是行春升之令，乃陽明經之聖藥也。若補脾胃，非此爲引用則不能補。

白术 七分。除胃中熱，利腰臍間血。忌桃、李、菘菜、雀肉、青魚。

右作一劑，水二盞，煎一盞，去渣，午前熱服。一方有白芍。秋冬不用。一方加黃柏三分、紅花三分。以滋腎水，瀉伏火，入心養血。

治內傷勞倦，時疫發熱。

治勞倦傷脾，中氣不足，懶於言語，惡食溏泄，日漸瘦弱。

吳山甫[1]曰：脾主四肢，若遇饑餒，無穀氣以養脾，故令中氣不足，懶於言語。脾氣不足以剋制中宮之濕，故溏瀉。脾主肌肉，故瘦弱。五味入口，甘先入脾。參、耆、歸、术、甘草，皆甘物也，故入脾，卽補中氣。中氣者，脾胃之氣也。人生與天地相似，天地之氣一降，則萬物皆死，故用升麻、柴胡爲佐，以升清陽之氣，所以法象乎天地之升生也。用陳皮者，一能疏通脾胃，一能行甘溫之滯也。

治瘡瘍元氣不足，四肢倦怠，口乾發熱，飲食無味。

痎瘧 治瘧疾經年不愈者，名曰痎瘧。痎，老也。經年不愈則氣血皆虛，瘧邪深入矣。氣虛則有參、耆、术、草以補氣，血虛則有當歸以養血。瘧邪深入，則有柴胡、升麻以升舉之，陳皮消痰瀉氣，能助升、柴以成功。若發於晚者，入陰分血分也，倍加當歸。

瀉痢 治久瀉痢。

---

1 吳山甫：此下文字原作小字，按本書體例當爲大字，故改。

带 治赤白帶。

脱肛 治産後脱肛。

皮風瘡 治中氣不足,衛氣不舒,以致皮風搔瘡。

遺溺 治陰陽不調,水火不濟,遺溺。

淋 治勞淋傷損,元氣下陷。

濁 治胃氣虛弱,下陷便濁。

治內虛脾胃下陷,食不知味,五心煩熱。

中滿 治氣虛中滿,不思飲食。

頭痛 頭痛,加蔓荊子三分,主頭痛、腦痛。痛甚者加川芎。治太陽經頭痛。

頂痛、腦痛,加藁本五分、主頭頂痛。細辛三分。主少陰經頭痛。

頭痛有痰,沉重懶倦者,乃太陰、厥陰頭痛,加半夏五分或一錢,生薑三片。

內傷勞倦,陰虛頭眩,加川芎、天麻、防風、蔓荊子。

耳鳴,目黃,頰頷音汗腫,脛、肩、臑音需、肘、臂外後廉痛,面赤,脉洪,加羌活一錢、防風七分、甘草三分、益元氣、瀉火。藁本五分、通經血。黃連、黃芩各三分。消腫。

煩亂,如腹中或身中有刺痛,皆血澀不足也。倍當歸身五分。

嗌痛 嗌痛、頷腫,脉洪大,面赤,加黃芩三分,桔梗七分,甘草三分。

口乾 口乾嗌乾,或渴,加葛根五分,升胃氣上行以潤之。

口乾 口乾舌乾,加竹葉、主消渴。麥門冬。

心下痞、嗇音茂悶者,加芍藥,宣通藏府壅氣,黃連各一錢。

如痞腹脹,加枳實主心下急痞。三分、厚朴七分、木香、砂仁各三分。如天寒加乾薑。

心下痞,嘔逆,加生薑、黃連、陳皮。冬月少加藿香、丁香。

心下痞,脉滑緩,有痰,加半夏、黃連。

心下痞,脉弦,四肢滿閉,便難,加柴胡、黃連、甘草。

心下痞,能食,加黃連。

腹痛 腹痛,加炒白芍五分,炙甘草五分。

腹痛,惡熱喜寒,加白芍五分,炙甘草三分,生黃芩三分。

天涼時,惡熱腹痛,加白芍五分,炙甘草三分,少加桂。

天寒腹痛，去白芍，加益智善調諸氣、半夏五分，生薑三片。

夏月腹痛，不惡寒，反惡熱。加黃芩五分，白芍一錢，甘草五分。以治時熱。

惡寒，覺腹冷痛，加桂心五分。

腹痛，水瀉，伏火，加白芍。秋冬不用，但加紅花，少加黃柏。瀉隱伏之龍火。

臍下痛　臍下痛，加熟地黃五分，其痛立止。如不止，乃大寒也，更加桂三分。

滯氣　胸中滯氣加連[1]翹、青皮，一分或二分。壅滯可用，氣促少氣者去之。

吐唾　多吐唾，或吐白沫，胃口上停寒也。加益智、止嘔噦，攝涎唾。砂仁。

濕　身有疼痛者，濕也。身重者，亦濕也，加四苓散一錢。四苓散方，即五苓去桂也。用赤茯苓、白朮、豬苓、澤瀉。

風濕相搏，一身盡痛，加羌活、柴胡、藁本各五分，升麻、蒼术各一錢。如病去，勿再服。

如大便秘澀，加當歸梢一錢。閉澀不行者，煎成正藥，先用一口，調玄明粉五分或一錢，得行則止。此病不宜下，下之恐變凶證也。

溏泄　大便溏泄不已，加附子一錢。穀不化，加砂仁。

泄　內傷脾胃，氣虛下泄，加肉豆蔻、訶子。

痰　久病痰喘，去人參；初病者不去。冬月，或春寒、或秋涼時，加不去節麻黃。春月天溫，加佛耳草三分、款冬花一分。治寒嗽及痰升□□□化爲使。

夏月嗽，加五味子二十五粒，麥門冬五分。如舌上生白胎、滑者，胸中有寒，勿加。

夏月天溫嗽，加佛耳草、款冬花各五分。

夏月不嗽，亦加人參三分、五味子、麥門冬。救肺受火邪。

冬月嗽，加不去節麻黃五分，秋涼亦加之。

初病之人，雖痰嗽不去，人參必不增添。若久病肺中有伏火，去之，以防痰嗽增益耳。

冬嗽食不下，乃胸中有寒，或氣澀滯，加青皮、木香。寒月加益智、草

1　連：原作“蓮”，據連翹正名改。下同徑改。

豆蔻各五分。春初猶寒，少加辛熱之劑，以補春氣之不足，爲風藥之佐。益智、草豆蔻是也。夏月加芩、連，秋月加檳榔、砂仁。長夏濕土，客邪太旺，加蒼术、白术、澤瀉，上下二分消其濕熱之氣。濕熱太勝，主食不消，故食減不知穀味，則加神麴以消之。加五味、麥冬，助人參瀉火益肺氣，在三伏中爲聖藥。

注夏病，加白芍、炒黃柏。有痰加半夏，去升麻、柴胡。

脅痛 脅下急或痛，倍柴胡、人參、甘草。

精神少 精神短少，加人參五分，五味子二十粒。

胃脘痛 胃脘當心痛，加草豆蔻三分。瘦甚人，白术、參、耆，有用至一二兩者。

勞力感寒 辛苦勞役之人，患頭痛，惡寒身熱，又骨髓酸疼，微渴自汗，脉浮大無力。節庵曰：爲勞力感寒，加辛溫之劑。

小便數 腎虛有熱，小便數，加知母、黃柏、生地黃、麥門冬。

遺尿 傷寒汗下後熱不解，陰虛火動而遺尿者，加黃柏、知母、生地、麥門冬、五味。

勞復 傷寒後勞復，發熱氣高而喘，身熱而煩，四肢怠惰，只依本方。

失精 夢中失精，或虛勞煩盛，或白汗陰虛不足者，加黃柏、知母各一錢，五味子九粒，麥門冬一錢半。

食不消 有宿食不消，心下痞者，去升麻、人參，加枳實、黃連各一錢主之。

不臥 不能臥者，加遠志、酸棗仁各一錢，茯神一錢半。

虛 脉虛弱人，倍人參。

自汗盜汗 自汗、盜汗，倍黃耆。

胃弱食少，倍白术。

外熱多，倍軟苗柴胡。

附：本方加減湯名治病
補中益氣加黃柏知母湯　即本方加黃柏、知母。

治狐疝：狐疝者，晝則氣出而腎囊腫大，夜則氣入而腫脹皆消。

吳山甫曰：夫狐之爲物也。晝則出穴而溺，夜則入穴而不溺。以斯證肖之，故名焉。晝屬陽，夜屬陰，晝病而夜否者，氣病、血不病也。故用參、耆、甘草、白术以益氣。升麻、柴胡以舉其下陷之陽。黄柏、知母以益夫不足之坎，當歸味辛以活其壅滯之血，陳皮氣芳以利其陳腐之氣。

升陽益胃湯　即本方加神麴、生黄芩。

治婦人經候凝結，黑血成塊，左邊有血瘕，水泄不止，穀不消化。後血塊暴下，并水泄俱作。夫血脱益氣，古聖人之法也。先補胃氣以助生發之氣，故陽生陰長，諸甘藥爲之先務。殊不知甘能生血，此陽生陰長之理也。故先調胃氣，蓋人身内以穀氣爲本也。

又治内虚脾胃下陷，食不知味，五心煩熱。又治陽氣下陷、泄瀉，加桔梗。

人參益胃湯　即本方加益智、黄芩、半夏、蒼术、紅花。

治頭勞動則微痛，不喜飲食，四肢怠惰，躁熱短氣，口不知味，腹鳴，大便微溏，身體昏悶，覺渴，不喜冷物。

補中益氣去當歸湯　即本方去當歸。

治滑泄痞悶。《内經》曰：清陽在下，則生飧泄。濁陰在上，則生䐜脹。病由中氣不足而不能升清降濁耳。參、耆、甘草、白术，所以補中，陳皮所以利氣，柴胡、升麻所以升舉下陷之陽。清陽升則濁陰自降，濁降則痞悶自除。清升則飧泄自止。去當歸者，惡其滑利故也。

調中益氣湯　即本方去當歸，加蒼术、木香。

治因飢飽勞役，損傷脾胃，元氣不足，其脉弦洪緩，而沉按之中、之下，時得一澀。其證四肢倦怠，肢節疼痛，難以屈伸，身體沉重，煩心不安，昔肥今瘦，口失滋味，腹難舒伸，大小便清利而數。或上飲下便，或大便澀滯，或夏月飧泄，米穀不化，或便後見血，或便見白膿，胸滿短氣，咽膈不通，痰唾稠粘，口中沃沫，食入反出，耳鳴耳聾，目中流火，視物昏花，努肉紅絲，熱壅頭目，不得安臥，不思飲食，或氣虚中滿等證。

附加減在後：

如是顯[1]熱躁，是下元陰火蒸蒸然發也。加生地黄二分，黄柏三分。

如大便虚坐不得，或大便了而不了，腹中常常逼迫，皆是血虚血澀也。加當歸身三分。

1　顯：據下文有"故顯濕熱相合而煩亂"之注，疑此下脱"濕"字。《醫學綱目》卷四"調中益氣湯"亦有此證。

如身體沉重，雖小便數多，加茯苓三分，黃柏三分，澤瀉五分，蒼术一錢。時暫從權，以去濕也，不可常用。兼足太陰已病，其脉亦絡於心中，故顯濕熱相合而煩亂。

如胃氣不和，加半夏五分，生薑三片。有嗽加生薑、生地黃二分，以制半夏之毒。

如痰厥頭疼，非半夏不除，此足太陰脾邪所作也。

如躁熱，加黃柏、生地黃各二分。

如夏月，加白芍三分。

如春月腹痛，亦加白芍。

如惡熱而渴，或腹痛，加白芍、生芩各二分。

如惡寒腹痛，加桂心三分，去黃芩。

如冬月腹痛，去芍藥，加乾薑二分，或加半夏五六分，以生姜制之。

升陽順氣湯　卽本主去白术，加半夏、草豆蔻、神麯、黃柏。治飲食不節，勞役所傷，腹脅滿悶、短氣，遇春則口淡無味，遇夏雖熱，猶有惡寒，飢則常如飽，不喜食冷物。

調榮養氣湯　卽本方去升麻，加生地黃、川芎、細辛、羌活、防風。

治頭疼身熱，惡寒微渴，濈然汗出，身作痛，脚腿痠疼，無力沉倦，脉空虛無力。庸醫不識，因見頭痛、發熱、惡寒，便呼爲正傷寒，大發其汗，致輕反變重。殊不知勞力內傷氣血，外感寒邪，宜少用辛甘溫之劑則愈，名曰勞力感寒症。《經》曰：勞者溫之，損者溫之。溫能除大熱，此之謂也。

附：陶節庵加減并槌法。

元氣不足者，加升麻少許。須知元氣不足者，至陰之下，求其升提。

口渴，加天花粉、知母。

喘嗽，加杏仁，去升麻。

胸中煩熱，加山梔、竹茹。

汗出不止，加芍藥，去升麻、細辛；乾嘔，加姜汁，炒半夏。

胸中飽悶，加枳殼、桔梗，去生地黃、甘草少許，用黃耆、白术。

痰盛加瓜蔞仁、貝母，去防風、細辛。

腹痛去黃耆、白术，加芍藥、乾薑。

有因血鬱內傷，有痛處，或大便黑，加桃仁、紅花，去芍藥、細辛、羌活、防風、黃耆、白术。甚者加大黃，下盡瘀血則愈。後依本方去大黃調理。

按：東垣立方本旨云：夫脾胃虛者，因飲食勞倦，心火亢甚而乘其土位，其次肺氣受邪，須用黃耆最多，人參、甘草次之。脾胃一虛，肺氣先絕，故用黃耆以益皮毛而閉腠理，不令自汗。上喘氣短，損其元氣，用人參以補之。心火乘脾，用甘草之甘溫以瀉火熱，而補脾胃中元氣。若脾胃急痛，腹中急縮者，宜多用之。《經》云：急者緩之。白术、甘草，苦甘溫，除胃中熱，利腰臍間血。胃中清氣在下，升麻、柴胡以引黃耆、甘草甘溫之氣味上升，能補衛氣之散解而實其表也。又緩帶脉之縮急。二味苦平，味之薄者，陰中之陽，引清氣上升也。氣亂於胸中，爲清濁相干，用去白陳皮以理之。又能助陽氣之上升，以散滯氣，助諸甘辛爲用也。脾胃氣虛，不能升浮，爲陰火傷其生發之氣。榮血大虧，榮氣不榮，陰火熾盛，是血中伏火，日漸煎熬，血氣日減，則心無所養，致使心亂而煩，病名曰：悗。悗者，心惑而煩悶不安也。故用甘溫之劑生陽氣。陽生則能生陰血，更以當歸和之。宜少加黃柏，以救腎水，能瀉陰中之伏火。如煩不止，加生地黃，補腎水，水旺而心火自降。

吳山甫曰：中氣者，脾胃氣也。五藏六府，百骸九竅，皆受氣於脾胃而後治。故曰"土者萬物之母"。若飢飽勞役傷其脾胃，則衆體無以受氣而皆病。故東垣諄諄以脾胃爲言也。是方也，人參、黃耆、甘草，甘溫之品也。甘者，中之味；溫者，中之氣。氣味皆中，故足以補中氣。白术甘而微燥，故能健脾；當歸質潤辛溫，故能澤土。术以燥之，歸以潤之，則不剛不柔，而土氣和矣。後用升麻、柴胡者，升清陽之氣於地道也。蓋天地之氣一升，則萬物皆生；天地之氣一降，則萬物皆死。觀乎天地之升降，而用升麻、柴胡之意，從可知矣。或曰：東垣謂脾胃一虛，肺氣先絕，故用黃耆以益皮毛，不令自汗而泄肺氣，其辭切矣。子考古人之方而更其論，何也？余曰：東垣以脾胃爲肺之母故耳。余以脾胃爲衆體之母。凡五臟六腑、百骸九竅，莫不受其氣而母之，是發東垣之未發而廣其意耳，豈曰更論？

第十七　小柴胡湯

本方加減湯名二十方，合和湯名一方，共計二十一方，附於後。

半表半里之劑　**小柴胡湯**方 仲景方。潔古名"三禁湯"，謂不汗、不下、不利小便也。

柴胡　君。半觔。《内經》曰：熱淫於内，以苦發之。柴胡、黃芩之苦，以發傳邪之熱，故用柴胡爲君，黃芩爲臣。

黃芩　臣。三兩。

半夏　佐。半升，邪初入里，里氣必逆，是以辛散之物爲助，故用半夏爲佐。

生薑　使。三兩。

大棗　使。十二枚，去核。《内經》曰：辛甘發散爲陽。故用生薑、大棗爲使。

人參　三兩。

甘草　三兩。邪氣傳里則里氣不治，故用人參、甘草之甘溫以扶正氣。

右七味，以水一斗二升，煎至六升，去滓，再煎取三升，溫服一升，日三服。或問：此方分兩動以斤計，與今時制方大有徑庭，何也？曰：此漢時方也。蓋古斗、斛、銖、兩，比今不同，故今之三兩，爲漢唐五兩；古之三升，爲今一升也。

又問：半夏、黃芩畏生姜，而生姜惡半夏、黃芩，胡爲同劑？曰：仲景制方之神也！如彼所畏者，畏其能也。我所惡者，惡其毒也。然主治在半夏、黃芩，不得不用，故以生薑制其毒，使不得以自縱也。

治太陽病，十日已去，脉細而嗜臥，外雖已解，設胸中滿痛者與服之。

傷寒五六日，中風，往來寒熱，胸脅痛，默默不欲飲食，心煩喜嘔，或煩而不嘔，或渴，或腹中痛，或脅下痞硬，或心下悸，小便不利，或不渴、身有微熱者，此湯主之。

血氣弱，腠理開，因邪氣與正氣相搏結於胸中，邪正分爭，往來寒熱，休作有時，默默不欲飲食，藏府相連甚痛，心下邪高致嘔也。此湯主之。

傷寒五六日，身熱惡風，頭項強，脅下滿，手足溫而渴者與服之。

傷寒陽脉澀，陰脉弦，腹中急痛，先與小建中湯：不差者，此湯主之。

太陽病，過經十餘日，發汗、吐下後四五日，柴胡湯證仍在者，先與此湯：嘔不止，心下鬱、微煩者，爲未解也，與大柴胡湯，下之則愈。

傷五六日，頭汗出，微惡寒，手足冷，心下滿，不欲飲食，大便鞕，音硬。脉細者，爲陽微，必有表，復有里，脉細亦里也。汗出爲陽微，此爲半在表、半在里也。脉雖沉緊，不得爲少陰。所以然者，陰不得有汗也。今頭汗出，故知非少陰也。可與服此湯，得屎而解。

傷寒五六日，嘔而發熱者，柴胡湯證具，而以他藥下之，柴胡湯證仍在者，復與小柴胡湯。

陽明病發潮熱，大便溏，小便自下，胸脅不利者，與此湯。

陽明病，脅下硬滿、不大便而嘔，舌上白胎者，與服之。上焦得通，津液得下，腎氣因和，濈音七然汗出而解。

外不解，病過十日，脉續浮者，與此湯。

太陽病不解，轉入少陽，脅下滿，乾嘔不能食，往來寒熱尚未退，吐下，脉沉緊者，此湯主之。

若已吐下後，發汗，溫鍼，譫語，小柴胡證罷，此爲壞證。知犯何逆以治之，嘔而發熱，此湯主之。

婦人中風七八月，續得寒熱，發作有時，而經水適來適斷者，此爲熱入血室，其血必結，故使如瘧狀，此湯主之。

傷寒瘥已後更發熱者，此湯主之。

傷寒壞病，前熱未除，其脉陰陽俱盛，重感寒邪，變爲溫瘧也。寒熱往來，口苦，胸脅滿者，宜本方加芍藥少許、桂枝主之。若熱多者，倍加柴胡；寒多者，倍加桂枝。如熱多者，本方合白虎湯；痰多者，本方合二陳湯。

傷寒後，飲酒復劇、益[1]痛者，本熱未解而飲酒，則轉加熱盛而痛增。若脉弦大者，須此湯加葛根、黃連、烏梅。

如胸中煩而不嘔，去半夏、人參，加瓜蔞仁。煩者，熱也；嘔者，氣逆也。今煩而不嘔，則熱聚而氣不逆，邪氣欲漸成實也。參甘恐補，去之，無助熱。夏味辛散，去之以無逆氣也。瓜蔞苦寒，用之以通鬱熱於胸[2]中。

若渴者，去半夏，加人參之甘潤，瓜蔞根之苦潤相合。

若腹中痛，去黃芩，加芍藥。寒邪入里，里氣不足。寒邪壅則腹中痛。芩，苦寒壯堅而寒中，去之則中氣易和；芍藥，味酸而利中，加之則里氣得通，又腹痛自愈矣。

若脅下痞硬，去大棗，甘能滿中。加牡蠣。酸鹹耎硬。

若心下悸，小便不利者，去黃芩之苦寒，使蓄水浸行，加茯苓之甘淡滲利，則津液通矣。

若不渴，外有微熱，去人參因微熱有表邪，恐其主内之物也。加桂枝，取汗發散，解表邪也。

---

1 益：原作“蓋”，據文義改。
2 胸：原作“陶”，據文義改。

若咳者，去人參、大棗、生薑，加五味子、乾薑。肺氣逆則咳，參、棗、薑溫中則肺氣愈逆，故去之；用五味之酸，收斂肺氣；乾薑之辛熱，以散內之寒氣，則咳自止。若加葛根、芍藥，治少陽、陽明合病。

治瘴疫久瘧，面黃肌瘦，不論淺深。

治伏暑，發熱汗渴，水入心胞，不能言語。

治瘟疫，脉尺寸俱弦數，胸脅痛而耳聾，少陽也，此湯主之。

治瘟疫大頭病，發於耳之上下前後，并頭角紅腫者是也。若肌熱，日晡潮熱，或寒熱往來，口苦咽乾，胸脅滿悶，少陽也。本方加消毒藥。

陶尚文治疫病在少陽者，本方加防風、羌活，微發之而愈。

若見太陽證、大便泄者，本方去黃芩，對五苓散；尤當看脉。小便不利，是膀胱本病。本方合五苓散，去桂。若入太陰，無熱證見者，用理中湯；此證必腹痛而瀉，瀉止痛止，仍用本方和之。

春瘟，發熱身痛，咳嗽，口渴，脉浮洪而熱甚者，本方加桂枝。治嗽加五味子。渴，去半夏，加天花粉、人參。疫病胸膈滿悶，本方加枳實、橘紅、黃連。如渴，加石膏、知母。

吐血 治吐血，蓋由醉飽房勞，或醉後大怒，觸動勞血，以致妄汗吐血者，加天冬、麥冬送下。

風寒咳嗽 治風寒咳嗽，發熱頭疼。

治肝膽有實熱，令人口酸而苦，加甘草、龍膽草、青皮之類。

治鬢疽，加連翹、金銀花、桔梗。

治因怒，鬢後際腫痛發熱，加連翹、金銀花、天花粉。

瘰癧乳癰下疳 治瘰癧、乳癰、便毒、下疳等瘡。

小兒似瘧 治小兒寒熱似瘧。

附：本方加減湯名治病

溫病 **小柴胡加五味子湯** 即本方加五味子。治溫病發熱而渴，不惡寒而嗽者。

熱入血室 **小柴胡加牡丹皮湯** 即本方加牡丹皮。治婦人傷寒，身熱，脉弦而長，屬陽明、少陽，往來寒熱，夜躁晝寧，如見鬼狀，經水適來適斷，熱入血室，不滿實者。

小柴胡加地黃湯　即本方加生地黃。治婦人傷寒發熱，經水適來適斷，夜躁晝寧，譫語見鬼。又治產後惡露，方來忽斷，欲死。又治婦人出疹，經水適來，若過四五日猶不止者，此熱邪乘入血室虛，迫血妄行，宜服此清之。又治痘癰。

小柴胡茯苓湯　即本方加茯苓。治小便難，潮熱腹痛。

小柴胡芒硝湯　即本方加芒硝。治傷寒十二三日不解，胸脅滿而嘔，日晡潮熱，已而微利。此本柴胡湯證，下之不得利，今反利，知非其治也。潮熱，實也。先以小柴胡解外，後以本方治之。

柴胡半夏湯　即本方加麥門冬、白术[1]。治痰熱頭痛，手足寒熱。

柴胡雙解散　陶節庵方。即本方加陳皮、芍藥。《槌法》加生艾汁三匙。

足[2]少陽膽經受病，耳聾、脅痛、寒熱，嘔而口苦，脉來弦數，屬半表半里，宜和解。此膽經無出無入，有三禁：不可吐、汗、利也。止有小柴胡湯一方，隨病加減，再無別方，立加減法在後。

如本經證小便不利者，加茯苓。

本經證嘔者，入薑汁竹茹。

脅痛加青皮。

痰多加瓜蔞仁、貝母。

寒熱似瘧加桂。

渴加天花粉、知母。

齒燥無津液，加石膏。

嗽加五味子、金沸草。

心下飽悶，未經下者，非結胸，乃表邪傳至胸中，未入於府，證雖滿悶，尚爲在表。本方加桔梗。未效，本方對小陷胸[3]湯，加桔梗。以上俱本經證。

虛煩類傷寒，加竹葉、炒粳米。本經與陽明合病，加葛根、白芍藥。婦人熱入血室，加當歸、紅花。男子熱入血室，加生地。血室者，血海也。衝脉爲

1　白术：原脱，據分目錄補，與《活人書》所載合。

2　足：此下原爲小字，據本書體例，方下加減法當用大字，故改。

3　胸：原脱，據文義補。

血之海。男女均有此衝脉，得熱血必妄行。在男子則下血譫語，因邪熱得入正陽明府。在婦人則寒熱似瘧。

小柴胡加枳桔湯　卽本方加枳殼、桔梗。

治痘疹後咳嗽脅痛，由餘毒在中，陰陽之氣不得升降也。脅居一身之左右，陰陽二氣之道路也。脅痛是氣不能升降之故也。但解毒，毒氣去，真氣行，則苦自平。

小柴胡乾薑牡蠣湯　卽本方加乾姜、牡蠣。治痞而胸膈滿脹。

小柴胡芒硝大黃湯　卽本方加芒硝、大黃。治婦人傷寒，頭痛脉浮，醫反下之，邪氣乘虛而入，經水閉不行，心下結硬，口燥舌乾，寒熱往來，狂言見鬼狀，脉沉而數者。

柴胡桂枝湯　卽本方加桂枝、芍藥。治發熱自汗，或寒熱自汗。

加味小柴胡湯　卽本方加黃連、白芍、玄參、升麻。

附：加減治病[1]。

發班肌熱，潮熱，或往來寒熱，口苦咽乾，目眩，耳聾，脅痛，胸滿心煩，或乾嘔，或煩渴，或嗽，俱依此湯。

口燥渴，去半夏，加天花粉。

咽痛，加桔梗、倍甘草。

嘔，加生薑。

班毒出盛，加犀角、牛蒡子；毒盛，加青黛。

胸中煩悶不利，加瓜蔞仁。

痰火上喘，加桔梗、知母、貝母、瓜蔞仁、桑白皮。喘而舌燥、煩渴，脉數大者，更加石膏。

脅痛，胸滿不利，加枳殼、桔梗。

心下痞硬，加枳實，黃連倍用。

小柴胡加生薑橘皮竹茹湯　卽本方加生薑、橘皮、竹茹。治陽證咳逆、潮熱。

小柴胡去棗加牡蠣湯　卽本方去棗，加牡蠣。治水結胸中。

小柴胡去黃芩加茯苓湯　卽本方去黃芩，加茯苓。治嘔而發熱，胸脅滿，小便不利。

1　加減治病：此下原爲小字，據本書體例，方下加減法當用大字，故改。

小柴胡去黃芩加芍藥湯　卽本方去黃芩，加芍藥。治下後陰弱生熱，脉微，惡寒。又治寒熱往來，脉弦腹痛。

小柴胡去半夏加人參栝蔞湯　卽本方去半夏，加人參、瓜蔞。治發熱而渴。又治瘧疾，微勞不任，經年不差，差後復發，名曰“勞瘧”。

小柴胡去參棗加五味子乾薑湯　本方去人參、大棗，加五味子、乾姜。治少陽寒熱，胸滿泄瀉。

大柴胡湯　卽本方加大黃、赤芍、枳實，去人參。

治傷寒十餘日，熱結在里，復往來寒熱。

治太陽病，過經十餘日，二三日下之，嘔不止，心中微煩。

治太陽與少陽合病，頭痛腰痛，往來寒熱，胸脅疼痛而嘔。

治傷寒發熱，汗出不解，心中痞硬，嘔吐下痢。

治傷寒太陽病未解，脉陰陽俱停，必先振慄汗出而解。但尺脉實者，此湯下之乃解。

治傷寒六七日，目中不了了，睛不和[1]，無表里證，大便難，身微熱，爲實也。急宜此湯下之。

治陽明病，發熱汗多。

治陽明病，心腹脹滿，喘而短氣、潮熱者，邪在里爲實者。

治傷寒無表里證，發熱七八日，脉浮數者，以此湯下之。

治腹滿不減者。

治腹滿痛爲實者。

治汗出譫語，有燥屎，此爲風也，須下之。過經乃可下。下之若早者，語言必亂，以表虛里實故也。下之乃愈。

治煩熱，汗出則解。又如瘧狀，日晡所發熱者，屬陽明也，脉實者與之。

治少陰下利清水，色純青，心下必痛，口乾燥者。

治傷寒後，脉沉。沉者，內實也。

治內傷飲食，鬱在里，身熱煩燥，日晡發熱如瘧狀，脉實而滑數者。

治春溫，發熱身痛，咳嗽口渴，脉實而熱甚，渴者，加知母、石膏。

治瘟疫發狂不知人，加當歸。

1　和：原作“利”，據《傷寒論·辨陽明病脉證并治第八》改。

治瘟疫胸膈滿悶，大便不通。

治瘟疫內熱，大便難，病後五六日，不惡寒，反惡熱。

柴胡飲子　即本方去半夏、大棗，加大黃、當歸、芍藥。

治一切積熱，肌膚骨蒸，往來寒熱，及傷寒發熱汗不解，骨蒸、肺痿、喘嗽，婦人經水不通等疾。又治痘瘡初出，毒凝血聚成黑色，頭焦黑者，乃榮血不流行，內外毒氣壅遏。此證甚危，其人必大小便秘，喘急煩躁也。又治痘瘡，大便硬，二三日不更衣。痘瘡始終要大便疏而潤，謂之里氣和。若有阻難，即毒邪留伏於里，腸胃壅遏不得運化故也。又治痘疹出不快，熱甚大渴，腹脹滿，大便不通，煩躁，此毒壅於內也。又治痘疹發熱，微微出、反密者，必口燥渴，唇焦裂，小便赤少，大便秘，身雖不大熱，卻而蒸蒸然。此毒深熱亦深，故表不大熱而里熱也。宜此下之。

附：本方合和湯名治病

柴苓湯　即本方合五苓散。治傷寒表證未解，外邪傳入半表半里。

又治內傷發熱及雜病發熱。

又治瘟疫發狂而泄瀉。

又治發熱泄瀉里虛。

第十八　涼　膈　散

本方加減湯名三方，合和湯名一方，共計四方，附於後。

涼膈散方　一名**連翹飲子**。劉河間方，李東垣涼膈散方中，去大黃、芒硝，加桔梗。

連翹一兩　山梔　薄荷　黃芩　大黃各半兩　芒硝二錢半　甘草一兩半

右爲粗末，每服五錢，水煎，去滓，入蜜少許，溫服。或加竹葉三十片。

李東垣減去大黃、芒硝，加桔梗，用爲舟楫之劑，浮而上之，治胸膈中與六經熱。

吳山甫曰：芩、梔味苦而無氣，故瀉火於中。連翹、薄荷味薄而氣薄，故清熱於上。大黃、芒硝鹹寒而味厚，故諸實皆瀉。用甘草者，取其性緩而戀膈也。

治諸風瘛瘲，手足搐搦，筋攣疼痛。

治傷寒表不解，半入於里，下症未全者。

治下後燥熱，怫鬱結於內，心煩懊憹不得眠。

治胃中濕熱上蒸，自汗。

治心火上盛，膈熱有餘，目赤頭眩，口瘡唇裂。

治三焦六經積熱。

治藏府積熱，煩渴，咽燥，喉痹。

治鼻衄吐血，加歸、芍、各五錢。生地黃。一兩。

治咳嗽痰涎。

治淋閉，大小便不通。

治譫語狂妄，腸胃燥澀。

治風熱內壅。

治痘疹發班。

治痘疹里熱。東垣去大黃、芒硝，加桔梗。

治痘瘡熱極黑陷。

治痘瘡熱甚黑陷，腹滿喘急，小便赤、將死者，加枳實、厚朴，約以下之得利者，立效。

治痘瘡表里俱熱，純陽無陰證。

治班疹欲發之，加防風、荆芥。

治班疹，加葛根一兩，荆芥、赤芍、川芎、防風、桔梗各半兩。

治風熱上攻耳聾。

治咽喉痛，涎嗽，加桔梗一兩，荆芥半兩。

治嗽而嘔，加半夏一錢半，生薑三片。

治淋瀝，加滑石四兩，茯苓一兩。

治風眩，加川芎、防風各五錢，石膏三兩。

治酒毒，加葛根一兩。

治小兒驚風熱極。

退表里熱，加益元散，效速也。

附：本方加減湯名治病。

活命金丹　卽本方加青黛、藍根。治中風神不清。

轉舌膏　　卽本方加遠志、菖蒲,蜜丸,朱砂爲衣。治中風瘖瘂,舌塞不語。

清心湯　　卽本方加黃連五錢。瀉三焦六經之火。

附:本方合和湯名治病。

三和湯　　本方合四物湯。治月經不通。

卷之六

附方目錄

第十九　五苓散 附方十三

加味五苓散 加車前子、生薑、燈心

茵陳五苓散 加茵陳

山梔五苓散 加山梔

金砂五苓散 加海金砂、芍藥、甘草、滑石、石韋

四苓散 去桂

辰砂五苓散 去桂，加辰砂

豬苓湯 去桂、澤瀉

桂苓白术丸 去豬苓，加生薑，硝、半夏、陳皮

胃苓湯 合平胃散

春澤湯 合四君子湯

甘露飲 合益元散，去豬苓，加石膏、寒水石

桂苓甘露飲 合益元散，加寒水石

桂苓白术散 合益元散，加石膏、寒水石

第二十　理中湯 附方十四

理中丸 理中湯以蜜丸

附子理中湯 加附子

枳實理中湯 加枳實、茯苓

枳實理中丸 加枳實、茯苓，蜜丸

理中加丁香湯 加丁香

治中湯 加青皮，或加陳皮

補中湯 加茯苓，或橘皮，蜜丸名調中丸

增損理中丸 加瓜蔞、牡蠣、枳實、黃苓，蜜丸

四順湯 去白术，加茯苓、熟附子

四順丸 加甘草一倍

連理湯 加茯苓、黃連

黃耆湯 加黃耆、白芍

溫中湯 去乾薑

和中湯 去人參，加厚朴

第二十一　防風通聖散 附方三

通聖菊花丸 加菊花、地骨皮、生地黃

通聖天麻丸 加天麻、菊花、熟地黃

雙解散 合益元散一兩,加葱白十莖,豆豉一合,生薑半兩

第二十二　黃連解毒湯 附方十四

旣濟解毒丸 以水爲丸

三黃石膏湯 加石膏、麻黃、淡豆豉

加減瀉黃散 加茵陳、澤瀉、茯苓

三補丸 去山梔子

三黃瀉心湯 去山梔子

三黃熟艾湯 去山梔,加熟艾

金花丸 去山梔,加大黃,水丸

三黃丸 去山梔、黃柏,加大黃

二黃湯 去山梔、黃柏,加生甘草

聚金丸 去山梔、黃柏,加防風

連柏二物湯 去山梔、黃芩

梔子柏皮湯 去芩、連

解毒四物湯 合四物湯

解毒丸 合神芎導水丸

卷 之 六

湯 名

秣陵求如王良璨玉卿氏編次

東官　　鄧逢年子田甫助梓

第十九　五　苓　散

本方加減湯名八方，合和湯名五方，共計十三方，附於後。

五苓散方 仲景方。苓者，令也。通行津液，克伐腎邪，專爲號令者，苓之功也，故曰五苓散也。○太陽膀胱經之下藥。太陽高則汗而發之，下則引而竭之，使邪從膀胱出也。

茯苓　君。《經》曰：淡味滲泄爲陽。水飲內蓄，須滲泄之，必以甘淡爲主，故用此甘平者爲君。

豬苓　臣。去皮，各半兩。

白术　佐。土炒，半兩。脾惡濕，水飲內蓄，則脾氣不治。益脾勝濕，必以甘溫爲助，故用此爲佐。

澤瀉　使。一兩。《經》曰：鹹味滲泄爲陰，泄飲導溺。必以鹹爲助，故用此爲使。

桂　使。去粗皮，半錢。水氣不行，則腎氣燥。《經》曰：腎惡燥，急食辛以潤之。散燥滋腎，必以此爲使。

右爲末，每服二錢，熱湯或米飲調下。日三服，加滑石二兩尤佳。

治傷寒太陽病後，汗後大汗出，胃中乾，煩躁不得眠，欲飲水。

治傷寒中暑，大汗後，胃中乾，煩躁不得眠。

治傷寒表里俱熱，飲水反吐，名曰水逆。

治傷寒或攻表不[1]解，當汗而反下之，利不止。

治霍亂熱多，欲飲水者，陽邪也。吳山甫曰：邪在上焦則吐，邪在下焦則瀉，邪在中焦則既吐且瀉，名曰霍亂。霍亂責之里邪，責之水穀。是方也，桂能建中，术能安穀，茯苓、豬苓、澤瀉能安水。水穀得安，則霍亂自止。

治傷寒脉浮，表不解，自利。

治胃弱，小便少減。減二苓、澤瀉，加白术、桂。

治傷寒小便不利而渴。吳山甫曰：水道爲熱所秘，故令小便不利。不利則不能運化津液，故令渴。水無當於五味，故用淡以治水。茯苓、澤瀉、白术、豬苓，能有或潤或燥之殊，然其爲淡則一也，故均足以利水。桂性辛熱，辛熱則能化氣。《經》曰：膀胱者，州都之官，津液藏焉，氣化則能出矣。此用桂之意也。桂有化氣之功，故并稱曰五苓。濁陰既出下竅，則清陽自出上竅。又

1　表不：原殘，據《黃帝素問宣明論方》卷五"五苓散"補。

熱隨溺而泄，則渴不治，可以自除。雖然小便不利，亦有因汗下之後，内亡津液而致，故[1]不可強以五苓散利之。強利之則重亡津液，益虧其陰。故曰：大下之後，復發汗，小便不利者，亡津液故也。勿治之，得小便利必自愈。師又曰：太陽隨經之邪，直達膀胱，小便不利，其人如狂者，此太陽之邪不傳他經，自入其府也。五苓散主之，亦是使陽邪由溺而泄耳。

治傷寒渴欲飲水，水入卽吐，吐已復渴，名曰"水逆"。由心經受熱而小腸不利也，宜服之。

治發黃。戴元禮曰：發黃有陰陽二證。陽證發黃，留熱蓄在脾胃，瘀熱與宿穀相搏，蒸鬱而黃。凡病人身體發熱，頭面汗出，頸以下都無汗，渴飲水漿，小便不利，通身頭目悉黃，身乾無汗，溺又不利，則熱不外越，必蘊蓄而成黃證。宜五苓散，用茵陳煎湯，或栀湯調服。

治陰黃。戴元禮曰：陰黃乃太陽經中濕，體痛，發熱，身如熏黃，終不如陽黃之明如橘子色也。當問其小便之利與不利。小便自利，用術附湯；小便不利，大便反快者，服本方。

治傷暑。戴元禮曰：嘔而渴者，浸冷香薷湯，或本方。瀉而渴者，本方合平胃散。瀉而發熱者，本方合平胃散。身煩熱者服本方。熱而汗多，畏風甚者，服本方。暑氣攻里，腹内刺痛，小便不通，本方加木香。冒暑飲酒，引暑入腸内，酒熱與暑氣相并，發熱大渴，小便不利，其色如血，本方去桂加黃連。有因傷暑，用水沃面，或入水洗浴，暑濕相搏，自汗發熱身重，小便不利，服本方。傷暑而大汗不止，甚則真元耗散，宜急收其汗，本方倍桂，或加黃芪，如術之數。

治傷濕。戴元禮曰：若因浴出未解裙衫，身上未乾，忽爾熟睡，攻及腎經，外腎腫痛，腰背攣曲，服本方。

治傷酒，惡心嘔逆，吐出宿酒，昏冒眩暈，頭痛如破。

治腫。戴元禮曰：腫病不一。遍身腫、四肢腫[2]、面腫、腳腫，方謂之水氣。然有陽水、陰水腫，總名曰"鍾"也，寒熱氣所鍾聚也，應陰水、陽水及蠱脹。服藥外，并宜赤小豆粥佐之。如遍身腫，煩渴，小便赤澀，大便多閉，此屬陽

1　故：原殘，據《醫方考》卷一"五苓散"補。

2　腫：原脫，據《秘傳證治要訣及類方》卷三"腫"條補。

水。亦有雖煩渴而大便已利者，此不可更利。本方加木通、大腹皮半錢，以通小便。感濕而腫者，其身雖腫，而自腰下至脚重，腿脹滿，尤甚於身。氣或急、或不急，大便或溏、或不溏，但宜通利小便，多服本方，加木瓜、大腹皮、蘿蔔子。有患生瘡，用乾瘡藥太早，致遍身腫，不可妄施他藥。若大便如常，或以自利，當導其氣，自小便出之，本方合五皮飲。若腫只在下，本方合除濕湯加木瓜。病後浮腫，此系脾虛，本方一分，平胃散二分。

治蠱脹。

治脚氣。戴元禮曰：若久履濕而得，兩脚或腫、或瘡，本方加木瓜、蘿蔔子各五分，大黄一錢。脚氣，小便不通，本方合除濕湯加木瓜。若大小便俱不通，本方合復元通氣散：附**除濕湯**方：卽半夏、厚朴、蒼术各二兩，藿香、陳皮去白、茯苓、白术各一兩、甘草炙七錢、薑、棗，并復元通氣散，卽茴香、川山甲各一兩，白牽牛、玄胡、甘草、陳皮各二兩，木香半兩。

治陰癩氣。戴元禮曰：陰囊一核偏墜，或俱腫脹，或一核縮入小腹，用手按捺，方得還舊，是爲癩氣。若大小腑不通，本方合木香丸，法用班貓十個，去頭、足、翅，剉碎，同炒木香丸，炒去班貓，出火毒，濃煎燈心湯，調五苓散，下木香丸六七十丸。或用燈心、葱，入水酒內煎，去燈心、葱，調五苓散。**木香丸**方。補骨脂炒香、蓽澄茄、檳榔、酸粟米飯包，外用濕紙包煨，各四十兩，黑牽牛炒香，取頭末一百二十兩，木香二十兩，滴水丸綠豆大。

小腸氣。戴元禮曰：氣因寒聚爲疝，血因寒聚爲瘕，卽是疝氣。今謂之橫痃、豎痃。繞臍走注，小腹疼痛，不問何證，皆可用本方加茴香五分或一錢。若逆上攻心下不覺痛，而見心痛者，宜用生韭菜自然汁和本方爲丸，茴香湯下。

伏暑衄者，茅[1]花湯調下。

伏暑吐血，茅花湯調下。

小便血。戴元禮曰：痛者爲血淋，不痛者爲尿血。尿血，本方合四物湯。若服藥不效，其人素病於色者，乃虛證，本方合膠艾湯，吞鹿茸丸，或附子八味丸，或辰砂妙香散。若小便自清，後有數點血者，本方加赤芍一錢。亦有如砂石而色紅，卻無石淋之痛，亦屬虛證。本方合膠艾湯，或吞鹿茸丸、八味丸，

---

1 茅：原作"茆"，據《秘傳證治要訣及類方》卷四改。下同徑改。

或辰砂妙散。若血氣凝滯，陰癩之間，竅道閉塞，致使莖腫；或因忍溺而得者，并用本方，燈心湯調下。外用荊芥、木通、甘草湯洗。

附：**膠艾湯**方，卽四物湯加阿膠、艾、甘草。

鹿茸丸：牛膝、鹿茸、五味各二兩，石斛、棘刺、杜仲、陽起石、巴戟、山藥、兔絲子、附子、川楝肉、磁石、桂心、澤瀉各一兩，沉香半兩，酒糊爲丸。

妙香散：麝香一錢，人參半兩，木香二錢半，辰砂三錢，桔梗、甘草各半兩，遠志、茯苓、茯神、黃芪、山藥各一兩，爲細末。八味丸見第七卷‧二十七方附方。

小便急。戴元禮曰：若小便常急，遍數雖多，而所出常少，放了復急，不澀痛，卻非淋證。亦有小便畢，少頃，將謂已盡，忽再出些者，多因自忍尿，或忍尿行房事而然。宜本方，減澤瀉之半，加阿膠，吞八物丸。

淋閉。戴元禮曰：古名曰癃。癃者，罷也。不通爲癃，不約爲遺。小便滴瀝澀痛者爲淋，小便急滿不通者爲閉。俱用本方，以燈心湯下。

小便不通，臍下脹，燈心湯下。小便澀痛、常急欲溺，及去點滴，莖中痛不可忍者，此五淋病。本方加阿膠七分，或加車前子末，或合益元散。熱極成淋，本方減桂，加木通、滑石、燈心、瞿麥爲末，研麥門冬草、連根車前草、白龍草，蜜水調下。淋瀝有血者，本方合五淋散。小便難澀如淋、不痛而癢者，屬虛，本方合妙香散。○**五淋散**方：赤茯苓六兩、當歸、生甘草各五兩，赤芍、山梔各二十兩爲末。○妙香散方。見本方小便血條下。

暑瀉。由感冒暑氣，或啖飲日中所曬之物，坐日中熱處，證狀與熱瀉略同。本方加車前子，兼進來復丹。○**來復丹**方：硝石一兩，同硫黃一兩爲末，瓷[1]器內微火炒，用柳木篦攪，火不可太過，研細，名二氣末。加太陰玄精石，研飛一兩，五靈脂、青皮、陳皮去白各二兩，硫黃明者一兩，醋糊丸豌豆大，每服米飲下三十丸。

交腸。戴元禮曰：交腸之病，大小便易位而出。蓋因氣不循故道，清濁混淆，本方合調氣散各一錢，加阿膠末五分，白湯調下。○**調氣散**方：白蔻、丁香、檀香、木香各二兩，藿香、甘草炙各八兩，砂仁四兩，爲末，每服二錢。

痢。戴元禮曰：赤痢，血色鮮血，或如蛇蟲形，而間有血鮮者，此屬熱痢。本方加木香五分、粟米少許，下香連丸。若因感暑氣而成痢者，其人必自汗發熱，面垢，嘔逆，渴欲引飲，腹內攻刺，小便不通，痢血頻併，本方合香薷飲，加

---

1 瓷：原作"磁"，乃明代瓷的俗字，今均正之，下同徑改。

黄連一錢，白湯調下，或蜜水。○**香薷飲**方。香薷、厚朴、扁豆。

酒渴。乾葛湯調服。

疸。戴元禮曰：疸，大略有五。黄，脾土色。脾臟受傷，故病見於外。通身面目悉黄者，本方加茵陳，或本方合平胃散。酒疸，因飲酒過傷而黄，俗名酒黄。本方加乾葛湯，或栀子仁湯，調下二三錢。

治中濕昏躁。

一切留飲，水停心下，半夏、薑湯下，或加葶藶。

咳嗽。吳山甫曰：水寒射肺而成咳嗽者，此方主之。上焦有火，渴飲涼水，水爲火格，不得潤下，停留於膈。水寒射肺，故令人咳嗽。淡足以滲水，故用茯苓、豬苓、澤瀉、白术；辛溫足以散寒，故用桂心。非水寒爲患，則苓非所宜。

咳嗽，加五味。

頭痛，加川芎。

心氣不定，加麥門冬。

嘔逆，加人參。

痰多，加半夏。

喘，加馬兜鈴。

喘嗽，煩心不眠，加阿膠，夏月新汲水調下。

大便閉，加黄芩。

腸中氣塊，加三棱、莪术。

治瘦人臍下悸動、吐涎沫而欲眩者，水也。

熱，加青皮。

盜汗，加麻黄根。

目赤，加赤芍、石膏。

附：本方加減湯名治病

加味五苓散　卽本方加車前子、生薑、燈心。

治伏暑及胃濕泄、注下，或煩或渴，或小便澀。

茵陳五苓散　卽本方加茵陳。治發黄，小便不利。

丹溪曰：疸證不必分五，同是濕熱也。疸，病黄之名也。五者：黄汗、黄疸、酒疸、穀疸、女勞疸也。茵陳氣微寒而味苦平，爲陰中之陽，則兼濕熱而治之也，故爲黃家君主之藥。茯苓、豬苓、澤瀉、白术，味平而淡，故可以導利小水。官桂，取其辛熱，能引諸藥直達熱邪蓄結之處。《經》曰：甚者從治。此之謂也。

小兒臍突 **山梔五苓散**　即本方加山梔。治小兒臍突，燈心、蜜水調下。

淋 **金砂五苓散**　即本方加海金砂、芍藥、甘草、滑石、石韋。治五淋。

水瀉 **四苓散**　即本方去桂。治濕生於內，水瀉，小便不利。

《經》曰：濕勝則濡瀉，故濕生於內者，令人水瀉。濕併於大腸，故小便不利。白术燥而淡，燥則能健脾，淡則能利濕。茯苓甘而淡，甘則能補中，而淡亦滲濕也。豬苓枯而淡，澤瀉鹹而淡。枯者有滲利而無補益，鹹者直能潤下而兼滲利。丹溪曰：治濕不利小便，非其治也。

中暑霍亂 **辰砂五苓散**　即本方去桂，加辰砂錢半。治中暑煩渴，身熱頭疼，霍亂吐瀉，小便赤少，精神恍惚。

傷寒譫語 又治傷寒表里未解，頭疼發熱，心腸鬱悶，唇口乾焦，神思昏沉，狂言譫語。

暑渴自汗 又治暑氣攻里，大渴不止。又治濕熱自汗，小便不利。

睡覺口渴 又治熱壅上焦，咽喉疼痛，吞咽乾物不若常時之潤，睡覺口乾，全無津液，心頭煩躁。

瘧渴 又治瘧疾渴甚。

暑瀉 又治小兒伏暑，吐瀉作渴。

小便血 又治小便下血。

吐後飲水 **豬苓湯**　即本方去桂、澤瀉。治嘔吐而病在膈上，後思飲水。

煩渴 **桂苓白术丸**　即本方去豬苓，加生薑、硝、半夏、陳皮。治煩渴。

附：本方合和湯名治病

水瀉[1] **胃苓湯**　即本方合平胃散。治水瀉。又治暑瀉，由感冒暑氣，或飲啖日中所曬之物，坐日中熱處而瀉。

---

1 水瀉：此眉批後原有"渴"字，然下文主治無此內容，當衍，故刪。

痢 又治痢、赤白相雜者，加倉米[1]一撮。平胃散見第七卷二十四方。

渴 **春澤湯**　即本方合四君子。治無病自渴，與病瘥後渴。又治汗下併霍亂吐瀉，津液去多，五內枯燥而煩。

暑 **甘露飲**　即本方合益元散，去豬苓，加石膏、寒水石。治暑。

暑熱濕泄 **桂苓甘露飲**　即本方合益元散，加寒水石。治伏暑熱二氣及胃濕泄注下，或煩或渴，或小便閉澀。

暑吐瀉 **桂苓白术散**　即本方合益元散，加石膏、寒水石。治冒暑，濕熱吐瀉，轉筋腹痛。○**益元散**方：滑石六兩，甘草一兩爲末。

第二十　理　中　湯

本方加減湯名十四方，附於後。

理中湯方　蜜丸名**理中丸**。

人參　乾薑炮　甘草炙，各一兩　白术土炒，二兩

每服四錢，水煎服，服後飲粥少許，溫覆衣被。

霍亂吐利，寒甚者，倍乾薑；渴欲飲水者，倍白术；臍上築者，腎氣動也，去白术，加桂枝一兩或二兩。

吐多者，去白术、加生薑二兩。下多者，倍白术。如霍亂吐利而悸者，加茯苓二兩。如霍亂兼之腹滿者，不宜用白术，宜加大附子一枚。水浸，文武火炮令裂。表里皆黃拆，去皮臍用。如四肢拘急或轉筋，亦去白术，加附子，或加煅石膏一兩。

腹中痛，凡腹中痛，可按可揉者內虛也，不可按揉者內實也。

治中脘痛，王海藏曰：中脘者屬土，脉沉遲、內寒者與之。

治飲食不節，寒中陰經，胸膈不快，腹滿閉塞，唇青，手足冷，脉沉細小。

或腹急痛，加青皮。

飲酒過度，及啖炙煿熱物，發爲鼻衄，加川芎一兩，或加乾葛，去薑。

傷酒泄 傷酒，晨起必泄，加乾葛，吞黃連丸。○**黃連丸**：用黃連十二兩，酒五觔，煮乾爲末，糊丸，空心下三十丸。

---

1 倉米：即陳倉米。原作"蒼米"，無此藥名，據《證治要訣》卷八"痢疾"改。

吐血 傷胃吐血，加川芎、乾葛，或扁豆。治發熱吐利，心下痞硬，不渴。

渴 治傷寒譫語，熱、躁甚，大渴喜飲。

自利渴 治少陰病，但欲寐，又欲吐不吐，心煩，五六日，自利而渴。

治太陰病，腹滿而吐，食不下，自利益甚，時腹自痛。

治太陰病，腹滿而吐，食不下，或腹痛嘔吐，脉沉者，加半夏、陳皮、厚朴、藿香、生薑。寒甚加附子。

嘔 胃虛，嘔吐惡食，不思食，兼寒者惡寒，或食久還吐，或朝食暮吐，暮食朝吐。脉遲而微澀，皆虛寒也，宜服此溫之。

吐 無病之人，卒然嘔吐，定是邪客胃府，明知犯寒，宜本方溫之。

惡心 治惡心乾嘔，欲吐不吐，心下映漾，人如畏船。

蛔厥 治蛔厥爲胃寒所生。《經》曰：蛔者長蟲，胃寒卽吐蛔。加川椒五粒，檳榔五分。

呃逆 治胃中呃逆。

自利 治沉寒陰厥，四肢逆冷，唇青自利，脉微。

陰黃 傷冷中寒，脉弱氣虛，變爲陰黃。加茵陳。

瘧 治胃瘧，善饑而不能食，食而支滿腹大。

結胸 治誤下，初未成結胸。《活人》云：若誤下了，初未成結胸者，急頻與理中湯，自然解了，更不作結胸。蓋理中，治中焦故也。此古人亦說不到，後人消息得之。

奔豚 奔豚去术，加桂，或加吳茱萸。

失音 治四肢強直，失音不語。

慢驚 治慢驚，脾胃虛寒泄瀉。

小兒脾胃不和 治小兒脾胃不和，心腹疼痛，痰逆，惡心嘔吐，心下虛煩痞滿，膈塞不通，飲食減少，短氣羸困，溫中逐水，止汗去濕，泄瀉，下水穀不分，腹中雷鳴，霍亂吐瀉，手足厥冷。

小兒腰痛 治小兒受寒腰痛。

痘瀉 治痘，大便瀉則里虛，宜止其瀉。加訶子，吞豆蔻丸。○**豆蔻丸**方，卽肉蔻五錢，木香、砂仁、龍骨、訶子肉各五錢，赤石脂、枯礬各七錢半，麵糊丸黍米大，一歲服三五十丸，米飲下。

痘後泄 治痘後泄瀉。泄瀉有二證：如能食而渴、脉盛者，此熱入大腸也。

渴者内熱也。食能多者，邪熱殺穀也。脉盛而數，熱極也。如食少不渴，脉微小，此里氣虛，不能禁固水穀也。宜本方或爲丸，加熟附子。

治痘，腹痛便清者，受冷也，加桂。原無腹痛，或飲冷而痛，同治。

治痘，有外感寒而内傷冷，有陰陽不和，被冷激、相搏於里，不能發外，令人脹喘，痘色白而無血，腹中虛鳴。

治痘，内虛而不能使陽氣以副榮衛者，出而復没，斑點白色、或黑色，其人必不能乳食，大便自利，或嘔、或厥，此胃虛而不能出，謂之伏陷也。加黄耆、官桂。或因誤下後，毒氣入里而黑陷者，宜溫養而表出之。先以本方溫里，後以桂枝葛根湯疏解於表。○**桂枝葛根湯**。即桂枝湯加葛根。方見第四卷桂枝湯附方。

附：本方加減湯名治病

治傷寒兩感 **理中丸**　即本方以蜜爲丸。治傷寒兩感拘急，三焦氣虛，自汗及手足汗出，或手背偏多，或脉體振搖，腰腿沉重，面赤目紅，但欲睡眠，頭面壯熱，兩脅熱甚，手足自澀，兩手心熱，自利不渴，大便或難，或如常度，或口乾咽燥，或渴欲飲湯，不欲飲水，或少欲飲水。嘔噦間作，心下滿悶，腹中疼痛。或時喜笑，或時悲哭，或時太息，或時言語錯亂，疑作譫語者，非也，神不守舍耳。始得病於寤寐之間，或恐悸，頭項不甚痛，行步只如舊，此陰盛陽虛之故也。兩手脉浮沉不一，或左或右，往來不定。有沉、澀、弱、微、弦五種陰脉形狀，按之全無力，浮之損小，沉之亦損小，皆陰脉也。宜先緩而後急。先緩，宜先用黄耆湯。○**黄耆湯**：即本方加黄耆、白芍藥也。如大便秘結，用調中丸。○**調中丸**：即本方加茯苓也。後急用本丸。

虛寒咳，小兒吐長蟲 又治虛寒咳嗽，又治小兒吐長蟲，又治小兒厥陰臟寒，吐長蟲，或胃中虛。又治痘後聞食即吐蛔。此是胃久虛，蟲無所食，故聞食臭即吐。食已易飢，加烏梅肉、黄連、川椒。

腹痛 **附子理中湯**　即本方加附子。治腹痛不可按揉、内實者。

中脘痛 又治中脘痛，脉沉遲、内寒者。

中焦痛 又治口食冷物，客寒犯胃，中焦痛甚，脉沉遲者。

喘促 又治脾肺虛寒，痰涎壅塞，少有動作，喘嗽頻促，脉來沉細者。又治腹痛，額頭鼇黑，手足收引，脉沉下，無氣以息而暴死者。

傷寒舌黑[1] 又治傷寒舌黑，手足厥逆、吃逆者。又治五藏中寒，四肢强直，失音不語。

吐利寒戰 又治痼冷，太陰腹痛，吐利寒戰。

陽氣脫自利 又治痘，手足厥逆，此陽氣欲脫，必自利不止，或吐，脉沉細微弱，或浮大而虛。

枳實理中湯　卽本方加枳實、茯苓。治寒實結胸，雖痛而無煩躁等證。此因下後虛逆，寒氣獨猶結也。

結胸 **枳實理中丸**　卽本方加枳實、茯苓，蜜丸。治傷寒結胸雖痛，心膈高起，手不得近，用大陷胸湯不差者。此是下後虛逆，氣已不理，而毒復上攻。氣毒相搏，結於胸中，當用此丸理其氣，以療諸疾。又治寒實結胸，雖痛而無煩躁等證。此因下後虛逆，寒氣獨結也。

吐 **理中加丁香湯**　卽本方加丁香。治嘔吐腹痛。

吳山甫曰：嘔吐而痛卽止者，爲火；嘔吐而痛不止者，爲寒。然寒則收引，胡爲能吐？師曰：寒勝格陽，故令吐也。治寒以熱，故用丁香、乾薑之溫。吐多損氣，故用參、白术、甘草之補。

食積、霍亂、吐瀉 **治中湯**　卽本方加青皮，或加陳皮。治食積，心腹滿痛。又治霍亂吐瀉。又治胃中虛，過傷生冷鯉鱠，吐逆不止。又治食冷物，停滯傷脾。脾之氣不暖，所食之物不能消化，瀉出食如故，加乾薑。又治嘔吐，加青皮、半夏。

寒嘔、泄 **補中湯**　卽本方加茯苓，或橘皮。蜜丸名調中丸。

治脾胃不和，寒而作嘔。又治泄瀉。

結胸 **增損理中丸**　卽本方加瓜蔞、牡蠣、枳實、黃芩，蜜丸彈子大。治結胸，服大小陷胸湯不愈者，宜與之一丸，水煎服。如不解，復與之，不過五六丸。

四順湯　卽本方去白术，加茯苓、熟附子。治身熱脉沉若頻，默默不欲見光，時腹痛下利。又治霍亂吐下，心腹作痛，手足逆冷。

四順丸　卽本方加甘草一倍。

孫兆云：陽病深，熱而厥，畢竟脉緊，外症雖狂語、揭衣被也，陰厥脉沉遲而形靜也。若不能辨陰陽者，且與此丸試之。是陽厥，便見熱證；是陰厥，便

---

1 傷寒舌黑：此眉批在鄰頁重複出現，今保留其一。

見寒證。可漸進理中四逆也。

傷寒陰證渴 **連理湯** 卽本方加茯苓、黃連。治傷寒陰證而渴。

戴元禮曰：傷寒亦有下利水穀，不系熱利，純是陰證而反見渴者。此是陰在下、陽在上，兼因泄瀉，津液旣去，枯燥而渴。其人雖引飲，所飲自少而常喜溫，不可投涼劑，宜此湯：又治溏泄，五虛者死。脉細、脾寒、少氣、前後泄利、飲食不入。元是冷瀉，因瀉而煩躁引飲，轉飲轉瀉。又治盛暑內傷生冷。又治傷寒協熱自利。

黃耆湯 卽本方加耆、白芍。治證見理中丸條下。

吐利 **溫中湯** 卽本方去乾薑。治脾寒嘔吐，咳嗽自利。

嘔逆 **和中湯** 卽本方去人參，加厚朴。治小兒脾胃不和，嘔噦，心下冷熱不調，減食，泄瀉，腹痛腸鳴，少力嗜臥。

第二十一　防風通聖散

本方加減湯名二方，合和湯名一方，共計三方，附於後。

治風燥熱之總劑 **防風通聖散**方 劉守真方。

防風去蘆及叉尾

麻黃各半兩。以上二味，解表藥也。風熱之在皮膚者，由汗而泄之。

荊芥穗二錢半

薄荷葉半兩。以上二味，清上藥也，風熱之在巓頂者，由鼻而出之。

大黃

芒硝各半兩。以上二味，通利藥也。風熱之在胃者，由大便泄之。

滑石三兩

梔子仁二錢半。薑汁炒，或甘草水煮。以上二味，水道藥也。風熱之在決瀆者，由溺而泄之。

石膏

桔梗各二兩。以上二味，清肺胃風淫於膈，肺胃受邪也。

連翹半兩

黃芩一兩。以上二味，驅諸經之遊火也。

當歸

川芎

芍藥各半兩。以上三味，和肝血也。風之爲患，肝木主之故也。

甘草二兩

白术二錢半。以上二味，和胃氣而健脾。

右爲粗末，每服一兩，生薑三片，水二盞，煎七分，溫服，日再服。

治卒中風不語。

治傷風邪傳入里，内熱鬱結，秘塞壅悶。

諸風潮搐，手足瘛瘲，加大黃、栀子、茯苓各二錢。瘛者筋脉急也，瘲者筋脉緩也。或縮或伸，動而不止，俗謂"搐搦"者是也。

治諸風熱鬱結，憎寒發熱，筋攣痹，肢體焦痿，頭目昏眩，耳鳴鼻塞，口苦舌乾，咽喉不利，涕唾稠粘，咳嗽上氣。

破傷風，如在表，則辛以散之；在里，則苦以下之，兼散之。汗下後，通利血氣，祛逐風邪。每一兩内，加荆芥穗、大黃各二錢，調全蝎末、羌活末各一錢。

傷風咳嗽、喘急，每一兩加半夏、桔梗、主咳消痰。紫菀各二錢。主咳逆上氣，消痰止喘。

治洗頭風。

治傷寒、瘟疫不能辨。

治傷寒未發，頭項、身體疼痛，并兩感諸證。

治瘟疫，陽明經病，發於鼻額、并二目不開，及面部或熱，氣喘，口乾舌燥，咽喉腫痛不利，脉數大，内實熱者，普濟消毒飲與本方間服。○**普濟消毒飲**方：芩、連各半兩，人參三錢，橘紅、甘草、玄參各二錢，連翹、桔梗、板藍根、馬勃、鼠粘子各一錢，殭蠶、升麻各七分，柴胡五分。

治時行瘟，頭面腫盛，目不能開，鼻塞，口乾舌燥，内外有熱，或咽喉腫痛不利，或内實大便不利，煩燥，脉洪數者。

治熱邪積久，鬱於皮膚。輕則發爲小班，重則發爲丹毒。平人發斑如錦紋，或赤色，大便結，心中煩躁，總爲熱鬱。

治失下發瘢。吳山甫曰：失下者，腸胃燥實，當下而失於下也。失下則熱無所泄而結於胃。胃主肌肉，故肌肉間見紅瘢也。方中有大黃、芒硝、甘草，乃調胃承氣湯也。瀉腸胃之熱實，加連翹、栀子、黃芩、薄荷，乃凉膈散也。

散胸膈之熱邪。解表有防風、麻黃、薄荷、荆芥、川芎，解里有石膏、滑石、黃芩、栀子、連翹。復有當歸、芍藥以和血，桔梗、白术、甘草以調氣，故能令榮衛皆和，表里俱暢。

腸胃燥結，便溺淋閉，去麻黃，加滑石、連翹。

治因亡津液而成燥淋閉。

治熱結，大小便不通。

治腸胃怫鬱，結水液，不能浸潤於周身，而但爲小便多出。

治濕熱內餘，而時有汗泄。

治癇病，由熱甚生風，痰鬱於胸。

治腸胃燥鬱，水液不能宣行於外，反以停濕而泄。

治燥濕，往來時結時泄。

治一切風熱燥證，鬱而惡物不下，腹滿撮痛而昏。

治腹滿澀痛，煩渴喘悶，譫妄驚狂。

治表之陽和正氣，與邪熱相合，併入於里。陽極似陰而戰，煩渴。

治風熱走注，疼痛麻痹。

腰脅走注疼痛，加硝石、當歸、甘草，一服各二錢，調車前子末、海金砂末各一錢。

大便閉結，邪熱暴甚，腸胃乾燥，寢汗咬牙，上竄，睡語，轉筋驚悸，每一兩，加大黃、栀子各二錢，調茯苓末二錢。

肌肉蠕動，每一兩，加大黃、栀子各二錢，調羌活末一錢。

打撲損傷，肢節疼痛，腹中惡血不下，每一兩，加當歸、大黃各三錢半，調乳香、没藥末各二錢。

飲酒中風，身熱頭疼，加黃連鬚二錢，葱白十莖。

治汗瘢，內外挾熱。

治暴喑，不語、不出聲。

治腎水真陰虛，心火邪熱暴甚，僵僕。

治腸風痔漏。

治産後血液損虛，以致陰氣虛衰，頭面腫。戴人[1] 云：頭面腫者，爲風乘陽

---

[1] 戴人：卽金代名醫張從正（子和），號戴人，著《儒門事親》。

明也。陽明爲血氣俱多,加薑、葱、豆豉同煎,取微汗。以草莖刺鼻中出血,其腫立消。

耳聾,屬少陽、厥陰,熱多,宜用此開痰、散風熱。

治目病發癰腫,兩瞼如桃合而痛不可忍。

治時行暴熱風腫,火眼腫痛難開,或頭面俱腫。

治鼻塞不通,肺經風熱壅塞,鼻礙不通,不聞香臭。或感風,寒熱往來,濁涕。

鼻瘜,加白附子、殭蠶。

頭旋、腦熱、鼻淵。《經》曰:膽移熱於腦,則辛頞鼻淵是也。鼻淵者,濁涕不已也。此爲足太陽脉與陽明脉俱盛也。每一兩加黃連、薄荷各二錢半。如氣逆者,調木香末一錢。

治風刺,勞汗當風,汗出爲皶,鬱乃痤。勞汗出於玄府,脂液所凝,俗云風刺。去芒硝,倍芍藥、當歸,發散玄府之風,當調其榮衛。

癮疹,或赤或白,倍麻黃、鹽、豉、葱白,出其汗,麻黃去節,亦去芒硝。鹹走血而内凝,故不能發汗。依前方中加四物湯第二方、黃連解毒第二十二方,合而飲之,日二服。《内經》曰“以苦發之”,謂熱在肌表連内也。

治頭生屑,遍身黑鼃,紫白斑駁。

治惡毒,兼消除大小瘡。

治厲風,世俗名大麻風。

治風熱瘡疥久不愈。

治天疱瘡。北方名薄皮瘡,嶺南名火疱瘡。此瘡多濕熱爲源,脉沉,二便秘澀者,解表兼攻其里。

治便癰。此是内蘊熱毒,外挾寒邪。或交感強忍,以致精氣鬱結疼痛,大小便澀。

小兒急慢驚風,每一兩内加大黃、栀子各二錢,調茯苓末一錢。

治小兒諸疳積熱。

治痘疹熱甚、怫結,而反出不快。

治痘疹黑陷將死。

治痘疹乍出乍隱,此伏也。

斑疹挾出,去芒硝、大黃。

痘出譫語妄見，時狂叫者，此五藏熱毒蘊積，陽氣獨盛，無陰氣以和之。輕者用膽導法，重者用本方，無留滯也。

附：本方加減湯名治病

通聖菊花丸　卽本方加菊花、地骨皮、生地黃。治目。

通聖天麻丸　卽本方加天麻、菊花、熟地黃。治風眼。

附：本方合和湯名治病

雙解散　卽本方合益元散一兩，加葱白十莖，豆豉一合，生姜半兩，水一碗，煎八分，溫冷服一半取吐，吐後服一半，稍熱，出汗。

治解利四時傷寒，內外所傷。又治風寒暑濕，饑飽勞役，內外諸邪所傷，以致氣血怫鬱，變成積熱，發爲汗病、雜病。又治傷寒、傷風，或有汗無汗，表證悉具，內熱口乾。若自汗，去麻。

又治痘疹應出不出。《心法》曰：有數證不同。或內素實，皮厚肉密，毒氣難於發越。一旦恃其體厚，不怯風寒，又爲外邪所襲，或體素弱者，風寒易感，以致腠理閉密，氣血凝澀，故應出不出也。其證頭痛，四肢拘急，蓋常惡風寒。強者，宜本方發之。

以上諸證，其大黃、芒硝、麻黃三味，宜視病加減。

第二十二　黃連解毒湯

本方加減湯名十二方，合和湯名二方，共計十四方，附於後。

黃連解毒湯方

黃連　黃柏　黃芩　山梔

右各等分，每服一兩，水二鍾，煎一鍾。

治傷寒雜病，熱毒煩躁，口渴喘滿。

治陽厥極涼，蓄熱內甚，世俗爲陰毒。

治傷寒及時疫，三日，已汗解，或因飲酒復劇，煩悶乾嘔，口燥呻吟，錯言不眠。

治汗、吐、下後，寒涼諸藥不能退其熱勢。

治陽毒，上竅出血。吳山甫曰：治病必求其本。陽毒上竅出血，則熱爲本，血爲標。能去其熱，則血不必治而自歸經，故用此苦寒物主之。然惟陽毒實者，用之爲宜。若陰虛之火，則降多亡陰。若從火化而血出益甚，是方在所禁矣。

治瘟疫毒發狂。

治熱痢。

治小兒熱甚脱肛。

治積熱瘡瘍，焮腫作痛，煩躁飲冷，脉洪數，或口舌生瘡。

痘疹發熱，經水忽行，卻非天癸之期，此毒內蘊，擾亂血海，迫經妄行，合四物湯第二方服。

治痘挾疹。《心法》曰：疹出心熱，宜急解其毒。

治痘在夏秋之間，忽爲酷暑所蒸，變爲大赤焮發，或糜嫩不堅實者，合五苓散第十九方服。

痘後便膿血，加生地黄。

痘後口氣臭，出血，名走馬疳瘡。加雄黄爲丸，竹葉湯下。

疹子發熱，自汗太多，合人參白虎湯服。○**白虎湯**方·石膏、甘草、知母、人參、粳米。

疹子，渴喜飲水，純是火邪，肺焦胃乾，心火內亢故也。合人參白虎湯。

疹子既出，熱甚不減，便澀，合白虎湯。

疹子收後，熱甚，或日久不減，合人參白虎湯。

喜笑不休，痰及火也，加半夏、竹瀝、姜汁。

附：本方加減湯名治病

既濟解毒丸　卽本方以水爲丸。又名**大金花丸**。治中外諸寢汗，咬牙時語，驚悸，溺血淋閉，咳嗽衄血，頭痛，并骨蒸、肺痿、喘嗽。

三黃石膏湯　卽本方加石膏、麻黄、淡豆豉。

治瘟毒，表里俱盛，五心煩熱，兩目如火，鼻乾面赤，大渴舌燥。

吳山甫曰：寒毒藏於肌膚，至夏變爲熱病。熱病未除，更遇溫熱者，曰溫毒，熱病之最重者。寒能制熱，故用石膏。苦能下熱，故用芩、連、栀、柏，佐以麻黃、淡豆豉之發散者。以溫熱至深，表裏俱實，降之則鬱，揚之則越。鬱則溫熱猶存，兼之以發揚，則炎炎之勢皆燼矣。此內外分消其勢，兵家之分擊者也。

疸 **加減瀉黃散**　卽本方加茵陳、澤瀉、茯苓。治大人小兒黃疸。此藥退脾土，得腎水，降心火。

脉痿咽乾 **三補丸**　卽本方去山梔。治脉痿。又治三焦有火，咽喉乾燥，小便赤澀，大便秘結。吳山甫曰：少火之火，無物不生；壯火之火，無物不耗。《內經》曰："壯火食氣"是也。故少火宜升，壯火宜降。今以三物，降其三焦之壯火，則氣得其生，血得其養，而三焦皆受益矣。故曰三補。

狂躁 **三黃瀉心湯**　卽本方去山梔子。治心膈實熱，狂躁面赤。

熱痢 **三黃熟艾湯**　卽本方去山梔，加熟艾。治傷寒四五日後，大下熱痢，諸藥不效者。

盜汗、咳、血淋、衄[1] **金花丸**　卽本方去山梔，加大黃，水丸。治中外諸寢汗，咬牙時語驚悸，溺血淋閉，咳嗽，衄血頭痛，幷骨蒸肺痿喘嗽。

口瘡 **三黃丸**　卽本方去山梔、黃柏，加大黃。治脾熱，口瘡口氣。

如用黃芩，春四兩，夏秋六兩；黃連，春四兩，夏五兩，秋三兩，冬二兩；大黃，春三兩，夏二兩，秋二兩，冬五兩。又治黃疸。又治吐血。又治消渴羸瘦、不生肌肉，善穀。

吳山甫曰：火炎則水乾，故令消渴。燥萬物者，莫燥乎火，故令羸瘦，不生肌肉。火甚則速於傳化，故善穀。芩、連、大黃，苦寒物也。寒勝熱，苦瀉火。火去而陰自生，陰生而肌肉自長矣。

大頭疫 **二黃湯**　卽本方去山梔、黃柏，加生甘草。治天行大頭疫病。

吳山甫曰：頭大者，炎上作火之象也，故用芩、連之苦瀉之，甘草之甘緩之。

大便血 **聚金丸**　卽本方去山梔、黃柏，加防風。治小兒大便下血，發熱煩躁，腹中熱痛作渴，脉來弦數，或驚熱目赤昏澀，或有酒毒去血者。

疸 **連柏二物湯**　卽本方去山梔、黃芩。治黃疸。

黃 **梔子柏皮湯**　卽本方去芩、連。治躁熱發黃。

1　血淋衄：原作另一眉批，然正文實爲一條，故與前條合併。

附：本方合和湯名治病

經不住 **解毒四物湯**　卽本方合四物湯。治經不住。

熱毒 **解毒丸**　卽本方合神芎導水丸。治中外諸熱毒，癰腫瘡疽，筋脈拘攣，咬牙驚悸，一切熱毒。○神芎導水丸方：大黃、枯芩、牽牛、滑石，各等分，滴水爲丸，小豆大[1]，每服十丸，漸加至十五丸。

---

1 小豆大：此三字及以下服用法，原爲大字，據體例改小字。

卷 之 七

附 方 目 錄

第二十三 大承氣湯 附方九

小承氣湯 去芒硝，一名順氣丸，一名三物厚朴湯

三一承氣湯 加甘草

調胃承氣湯 去厚朴、枳實，加甘草

六一順氣湯 加甘草、黃芩、柴胡、芍藥

黃龍湯 加甘草、人參、當歸

桃仁承氣湯 去枳實、厚朴，加甘草、桂枝、桃仁

三化湯 去芒硝，加羌活

麻仁丸 去芒硝，加麻仁、芍藥、杏仁。一名脾約丸，一名潤腸丸

滌毒散 去厚朴、枳實，加甘草、牛蒡[1]、當歸

第二十四 平胃散 附方二十二[2]

草果平胃散 加草果

貫衆平胃散 加貫衆

藿香平胃散 加藿香、砂仁、神麴

參苓平胃散 加人參、茯苓。一名御藥院平胃散

天下受拜平胃散 加小棗、生薑

生料平胃散 加神麴、麥芽

香砂平胃散 加香附、砂仁

萬安散 加常山、檳榔

柴胡調胃散 加柴胡。一方加藿香

不換金正氣散 加半夏、藿香，一名普賢散

太無神术散 加藿香、菖蒲

腎着湯 加丁香

和解散 加藁本、桔梗

茯苓調胃散 加茯苓、丁香、白术。一方加藿香、半夏

養胃湯 加人參、白术、茯苓、半夏、藿香、草果

檳榔煎 加檳榔、草果，煨熟生姜

消風百解散 加荆芥、麻黃、白芷，去厚朴

---

1 蒡：原誤作"房"，據正文改。

2 二：原脱，據實際方數補。

辟瘴飲子 去蒼朮,加人參、茯苓、半夏、枳殼、砂仁

潤下丸 去蒼朮、厚朴

對金飲子 合五苓散,一名胃苓湯

黃白散 合六一散

柴平散 合小柴胡湯

第二十五　枳朮丸 附方十六

半夏枳朮丸 加半夏

橘皮枳朮丸 加橘皮

木香枳朮丸 加木香

橘連枳朮丸 加橘皮、黃連

麴蘗枳朮丸 加神麴、麥芽

平補枳朮丸 加陳皮、黃連、白芍、人參、木香

三黃枳朮丸 加陳皮、神麴、黃連、黃芩、大黃

木香人參生薑枳朮丸 加木香、人參、生薑、陳皮

木香乾薑枳朮丸 加乾薑、木香

枳實丸 加神麴、麥芽、山查、陳皮、薑黃

枳實導滯丸 加大黃、黃芩、黃連、神麴、茯苓、澤瀉

枳實消痞丸 加人參、白朮、茯苓、甘草、黃連、半夏、厚朴、乾薑、麥芽

除濕益氣湯 加神麴、蘿蔔子、炒黃芩、紅花、荷葉丸

白朮丸 加橘紅、半夏、神麴、黃芩、白礬

加味枳朮丸 加神麴、麥芽、山查、香附、砂仁

枳朮二陳湯 合二陳湯

枳朮丸論

第二十六　天王補心丹

第二十七　六味地黃丸 附方五

崔氏八味丸 加炮附子、桂心

八物丸 加五味、桂心

加味地黃丸 加鹿茸、牛膝

都氣丸 加附子、肉桂、五味子

三一腎氣丸 合固本丸、補陰丸

卷之七

湯名

秣陵求如王良璨玉卿氏編次

第二十三　大[1]承氣湯

本方加減湯名九方，附於後。

大承氣湯　張仲景方。承，順也。以湯蕩滌，使塞者利，閉者通，正氣得以舒順，故名承氣，謂順氣也。

枳實　君。五枚，麩炒。泄滿。王冰曰：宜下必以苦。潰堅破積，故以苦寒爲主。

厚朴　臣。八兩，姜汁炒。去痞。《內經》曰：燥淫於內，治以苦溫。泄滿除燥，故以苦溫爲輔。

芒硝　佐。七錢半。軟堅。《內經》曰：熱淫於內，治以鹹寒。人傷於寒，則爲病熱。熱氣聚於胃爲實，故以鹹寒消實爲佐。

大黃　使。四兩，酒洗。泄實。《內經》曰：燥淫所勝，以苦下之。熱氣內勝，則津液消而腸胃燥，故以苦寒之物，蕩滌其燥熱。爲使。制法宜酒洗者，蓋邪氣居高，非酒不到。譬如物在高巔，人迹所不及，必射而取之，故以酒浸引上。若生用，苦寒峻下，則遺高分之邪熱，所以愈後或目赤、或喉閉、或頭腫，膈上反生熱證矣。

右四味，以水二盞，先煮二物。取一盞半，去滓，同大黃再煮。取一盞，去滓，內芒硝更煎一二沸。溫服得下，餘弗服。

治二陽併病，太陽證罷，但發潮熱，手足漐漐然汗出，大便難而譫語者，本太陽病，併于陽明名。曰併病。太陽證罷，是無表證。但發潮熱，是屬陽明。一身汗出，爲熱越。令手足汗出，是熱聚於胃也。

治傷寒四五日，脉沉而喘滿。沉爲在里，而反發其汗，津液越出，大便難，表里俱虛，久則譫語。

治傷寒六七日，目中不了了，睛不和，無表里證，大便難，身微熱。

治發汗不解，腹滿痛。

治汗出身熱，不惡寒，便鞭古硬字。譫語。

治汗出譫語者，必有燥屎在胃中，此爲風也，須下之，必過經乃可下。下之若早，語言必亂。以表虛里實，故下之則愈。夫實則譫語，輕則鄭聲。譫語者，妄言也。鄭聲者，猶鄭衛之音，謂不正也。

治小便不利，大便乍難乍易，有微熱，喘而不臥。

1　大：原脫，據目錄補。

治大下後六七日不大便，煩而不解，腹滿痛者，此有燥屎。所以然者，本有宿食故也。

治吐下後不大便，五六日至十餘日，日晡潮熱，不惡寒，獨語如見鬼狀。循衣摸床，脉弦者生，澀者死，但發熱者。

治傷寒舌見黃而澀、有隔瓣者，熱已入胃，邪毒深，心火大，煩渴者。

治舌見四邊微紅，中央灰黑色，此由失下而致。用本方退之，必三四服方退。五六次下而不退者，不治。

治舌見黃而黑點亂生者，其證必渴、譫語。脉滑者生，脉澀者死。循衣摸床者不治。若下之見黑屎，亦不治。

治舌見灰黑色而有黑紋，脉實。

治舌根微黑，尖黃隱見，或有一紋，脉實者。

治陽明病，脉遲，雖汗出，不惡寒。其身必重，短氣腹滿而喘，有潮熱者，此外欲解，可攻里也。手足濈然汗出者，此大便已硬也。

治陽明病，潮熱，大便微硬。

治陽明病，譫語，有潮熱，不能食者，胃中有燥屎五六枚也。若能食者，但硬爾。

治陽明病，下之，心下懊憹而煩。

治陽明病，發熱，汗多出。

治陽明與少陽合病，必下利脉長者，爲順，脉弦者爲負。負者，剋賊也。脉滑而數者，宿食也。

治少陰病六七日，腹脹不大便。

治少陰病，自利清水，色純青，心下必痛，口乾燥者。

治呃逆便秘。

治痙病，内實熱壅，胸滿咬牙。

治秘結，脉實大而有力。

治關格。丹溪[1]治一婦人，忽以吐逆，大小便不通，煩亂，四肢漸冷無脉。凡一日，與大承氣一劑，至夜半，大便通，漸安復，次日愈。

治脾實痛，手不可近，六脉沉細，甚有大汗，加桂。強壯痛甚者，加桃仁、附子。

1 丹溪：此下病案非出朱丹溪，乃出《雞峰普濟方》卷六引孫兆醫案。

治腹大痛，脉沉細實，合附子理中湯。○**理中湯**方，卽甘草、乾姜、白术、人參等分，少加大附子。

治痢膿血稠粘。

附：本方加減湯名治病

小承氣湯　一名順氣湯，一名三物厚朴湯。卽本方去芒硝。

痞滿 治傷寒痞實而微滿，狀若飢人食飽飯，腹中無轉矢氣。

譫語 又治傷寒陽明病，汗出大便硬而譫語。

又治大便不通，腹滿，但繞臍痛，爲有燥屎。

又治傷寒陽明病，多汗，以津液出，胃中燥，大便必硬，硬則譫語。

又治傷寒太陽病，吐下後，微煩，小便數，大便硬。

消中 又治消中，熱在胃而能食，小便黃，微利之爲效，不可多利。此藥漸漸利之，不欲多食則愈。

腹脹 又治腹脹，脉數。

咳 又治咳嗽盛而能食。

痢 又治初痢。

面腫生瘡 又治面腫生瘡，加薄荷[1]、荆芥。

痘腹痛 又治痘，飲冷傷食，腹痛甚者。

三一承氣湯　卽本方加甘草。

治大承氣湯證，腹滿實痛。又治小承氣湯證，內熱不便。又治調胃承氣湯證，譫語下利。此湯合而爲一，故名三一承氣湯也。

中風 治中風，僵僕風癲。

腹滿咽乾,大便結,小便澀 又治傷寒雜病，內外所傷，日數遠近，腹滿咽乾，煩渴，譫語妄言，心下按之硬痛，小便赤澀，大便結滯。

濕熱滑泄 又治濕熱內甚，而爲滑泄。

熱甚喘驚 又治熱甚喘咳，悶亂驚悸、顛狂。

眼赤 又治眼暴赤腫。

口瘡舌腫瘍 又治口瘡舌腫，喉痹，癱瘍。

---

1 荷：原作"苛"，"薄苛"或見於宋代醫籍，明代罕用，今統作"荷"。

發班 又治陽明胃熱發班，脉沉有力。

又治大小便不通，腹滿欲死。

心痛、積滯 又治卒暴心痛，風痰酒膈，腸垢積滯，久壅風熱。

酒食傷 又治暴傷酒食，心煩悶亂，脉數沉實。

暴喑 又治腎水陰虛，陽熱毒甚，而僵僕卒中，一切暴喑不語。

陽厥 又治陽厥極深，脉反沉細欲絕；或表之衛和，正氣與邪熱并之於里，則里熱亢極，陽極似陰，發爲寒戰，脉微而絕。又治風熱燥甚，客于下焦，而大小便澀滯不通。又治兩感表里熱甚。

死胎 又治産後死胎不下。

驚風、斑疹黑陷 又治小兒熱極驚風，潮搐，煩喘昏塞，并發斑疹黑陷。

瘡癬 又治斑疹後熱不退，久不作痂；或作斑癩瘡癬，久不已。

癖堅[1] 又治怫熱內成癖堅積，黃瘦，瘧疾久新。

痘出 又治痘出不快，大渴，腹脹滿，大便不通，煩躁。

痘頭焦黑 又治痘頭焦黑，乃榮血不流行。又治痘，手足發熱，必有汗。此毒熱鬱於中，大小便不通，脉沉滑數疾。又治痘，大小便不通，煩躁狂妄，腹脹，喘而渴。脉沉滑數，瘡不起，此黑陷之證。

痘伏 又治痘初出，腹痛起發不透，腹痛陷伏。

痘後大便不通 又治痘後毒入腹中，熱氣併於大腸，大便不通。

調胃承氣湯 即本方去厚朴、枳實，加甘草。

大便不通、譫語 治傷寒實而不滿，腹如仰瓦。腹中有轉矢氣，有燥屎，不大便而譫語、堅實者。

汗不解蒸 又治傷寒太陽病三日，發汗不解，蒸蒸發熱者，屬胃也。

汗後惡熱 又治發汗後，惡風寒者，虛故也。不惡寒，但惡熱，實也。當和胃氣。

吐後腹脹 又治傷寒吐後，腹脹滿者。

下後腹脹 又治下後腹脹，邪熱入胃也。

心煩 又治傷寒陽明病，不因吐下，心煩，是胃有鬱熱也。

舌上黑白等黃病 又治傷寒，舌見弦白、心黑，而脉沉微者，難治；脉浮滑者，

---

1 癖堅：其下原有字，類"焦"。然下文主治無此字，故刪。

可汗；沉實者，可下。始病卽發此證，乃危殆之甚也。宜連進此湯。又治見舌上白胎中有黑小點亂生者，尚有表證。其病來之雖惡，宜涼膈散微表。表退，卽以此湯下。又治舌見黃色者，必初白胎而變黃色也。皆表而傳里，熱已入胃，宜急下之。若下遲，必變黑色，爲惡證，爲亢害鬼賊，邪氣深，死不治，宜服此調胃。又治舌見黃而有小黑點者，邪遍六腑，將入五藏也，急服此湯下之。次進和解散，十救四五也。○**和解散**方：蒼术、陳皮、厚朴、甘草、桔梗、藁本、姜、棗煎。又治舌見黃，中黑至尖者，熱氣已深。兩感見之，十不救一。惡寒甚者亦死。不惡寒、下痢者，可治，與此湯。

　　疫病 又治疫病，發狂妄言，身大熱而赤。

　　反胃 又治熱壅，嘔吐反胃，大便不通。

　　腹痛 又治腹中常有熱作痛，此爲積熱。

　　面熱 又治面熱，乃陽明經餘熱。

　　胃火 又治胃火甚，大便不通。

　　脾熱 又治脾熱者，輕手捫之不熱，重按至骨又不熱，不輕不重按之，熱在肌肉，過夜尤甚。其人必怠惰嗜臥，四肢不收，無氣以動而實者。

　　痢、中消、牙腫 又治初痢。又治中消。又治腸胃積熱，口舌生瘡，或牙齦腫痛。

　　六一順氣湯　卽本方加甘草、黃芩、柴胡、芍藥。以代大承氣、小承氣、調胃承氣、三一承氣、大陷胸湯、大柴胡湯六方，故名六一順氣湯。順卽承也。

　　潮熱自汗 治潮熱自汗，譫語發渴，揚手擲足，揭去衣被，狂妄，斑黃，大便實者，屬陽明胃病。

　　又治目燥咽乾，大便實者，屬少陰。

　　下痢清 又治下痢純清，心下硬痛而渴者，屬少陰。

　　又治怕熱發渴，譫妄，手足乍冷乍溫，大便實者，陽厥證，屬厥陰。舌卷囊縮者難治。宜服此。

　　譫語渴熱 又治譫語發渴，大便實，繞臍硬痛，有燥屎者。

　　又治熱病，目中不了了。謂不明也。乃腎水已竭，不能照物，病已篤矣，與此湯。

　　又治轉屎氣者，謂下泄也。有燥屎當下之，與本方。如大便通，止後服，不必盡劑。如不通，宜再少與，以通爲度。

結胸 又治結胸，心下硬痛，手不可近，燥渴譫語，大便實者，去甘草，加甘遂、桔梗。

産後及虛、便秘 又治傷寒過經，及老弱并血虛氣虛之人，或産後有下證，或有下後不解，或有表證尚未除，而里證又急，不得不下者，悉與之。

附陶節庵槌法：先將水二鍾，煎滾三沸，後入藥，煎至八分。臨服時入鐵銹水三匙，調服立效。取鐵性沉重之義，最能墜熱，開結有神。此千金不傳之秘，若非吾子孫承繼，焉肯泄露玄機。

黃龍湯 即本方加甘草、人參、當歸。

治心下硬痛，下利純清水，譫語發渴，身熱。庸醫不識，便呼爲漏底傷寒，而用熱藥止之，如抱薪救火，誤死者多矣。殊不知此因熱邪傳里，胃中燥屎結實，此利非內寒而利，日逐自飲湯藥而利也。名之曰結熱利。

桃仁承氣湯 即本方去枳實、厚朴，加甘草、桂枝、桃仁，去皮尖五十粒。

傷寒吐血 治傷寒吐血，諸陽受邪，初熱在表應發汗，熱毒入經，結於五藏，內有瘀積，故吐血。

狂下血 又治傷寒太陽病不解，熱結膀胱，其人如狂者，有蓄血也。自下此湯，下者愈。其外未解者，尚未可攻，當先解其外。外解已，但少腹急痛者，乃可攻之，宜此湯。

血結胸 又治血結胸中，頭痛身痛，漱水不欲咽。

衄 又治衄血，無熱，胸滿漱水不欲咽。

喜忘 又治喜忘，昏迷如狂。

呃逆 又治傷寒呃逆，舌強短者。

瘧 又治瘧在陰經而夜發，用此下之，再截。

痢 又治痢疾初起、質實者。若初失下，反用固澀之藥，以致邪熱內蓄，血不得行，腹痛欲死，急以此利之。

吐紫血 又治吐血竟，胸中氣塞，吐紫血。

胃口死血 又治平日喜食熱物，以致死血留於胃口作痛。

藏毒 又治藏毒，下瘀血。

又治跌撲損傷，瘀血作腹痛，內加當歸、蘇木、紅花，入童便、酒。

痘便血 又治痘，便血黑糞。又治痘後失血證，乃餘毒熱邪，迫經血妄行、自大便出者。

又治痘後狐惑證，其人好睡，默默不欲食。上唇有瘡，蟲食其府；下唇有瘡。蟲食其藏。其聲啞嗄，上下不定，故名狐惑。此候最惡，麻疹後猶多。如大便不通者，以此下之。

中風、二便不通 **三化湯** 卽本方去芒硝，加羌活。

治中風二便不利，邪氣內實。吳山甫曰：上焦滿，治以厚朴；中焦滿，破以枳實；下焦實，奪以大黃。用羌活者，不忘乎風也。服後二便微行，則三焦之氣無所阻塞，而復其傳化之職矣。故曰"三化"。此方惟實者可用。劉完素曰：外有六經之形證，先以加減續命湯，隨證治之內。有便溺之阻隔，若三五日不大便，以此湯主之。

麻仁丸 卽本方去芒硝，加麻仁二升，芍藥半觔，杏仁一觔。一名脾約丸，一名潤腸丸。

大便燥 治胃強脾弱，不能四布津液，濡潤大腸，後便燥結者。又治趺陽脉浮而澀，浮則胃氣強，澀則小便數。浮澀相搏，大便必難。其脾爲約，宜此丸。

牙齒蝕 又治齒牙等蝕，數年不愈，當作陽明蓄血治之，宜蜜丸服。好飲者多有此疾。

時氣瘡 **滌毒散** 卽本方去厚朴、枳實，加甘草、牛蒡、當歸。又治時氣疙瘩瘡，五發瘡瘍，喉閉雷頭。

第二十四　平　胃　散

本方加減湯名十九[1]方，合和湯名三方，共計二十二[2]方，附於後。

平胃散 平胃者，平其土之敦阜也。

蒼术 八兩。米泔浸一宿，長流水洗淨，焙乾。味甘而燥。甘則先入脾，燥則勝濕。

陳皮 五兩。陳久者佳。去白理肺氣、化痰；留白補脾胃、消食。

厚朴 五兩。紫厚有油、不枯者，去粗皮，姜汁炒。忌豆，食之動氣。味溫而苦。溫則益脾，苦則燥濕。與陳皮、蒼术同用，則能除濕滿，所謂溫中益氣也。

甘草 三兩，炙。健胃和中，養血補血。反大戟、芫花、海藻、甘遂。忌豬肉、菘菜。

---

1 九：原作"八"，據實際方數改。

2 二：原作"一"，據實際方數改。

右爲末，每服五錢，生姜三片，棗一，擘去核，水一鍾半，煎七分，去滓，入鹽一捻，沸湯點服亦可。夏月加黃芩，遇陰雨時加茯苓。

治濕淫於內，脾胃不能剋制，濕氣停滯。

脾胃不和，嘔吐惡心，不思飲食。若胃寒嘔吐，多加生姜。

濕土有餘，脉緩，怠惰嗜臥，四肢不收，大便泄瀉，合二陳湯服。

治卒暴屍厥，觸犯邪氣，昏暈卒倒。

小腸氣，加苦楝、茴香。

小便赤澀，加茯苓、澤瀉。

瘟疫、時氣二毒，傷寒頭痛，壯熱，加連根葱白五寸，豆豉三十粒，煎二三沸，服，出微汗。

咳嗽，飲食減少，脉弦細，加當歸、黃芪。脉洪大緩，加黃芩、黃連。

瘧疾初起，加草果、柴胡。

脾寒痞瘧，加草果一枚。

痰嗽、瘧疾，加半夏、乾姜。

胃氣痛，加茴香。

水氣腫滿，加桑白皮。

酒傷，加丁香。

飲冷傷食，加高良姜。

脾胃困倦，不思飲食，加參、芪。

脾泄滑脱，加肉豆蔻。

完穀不化，加枳實。

風痰，四肢沉困，加荊芥。

腿膝冷痛，加牛膝。

腿膝濕痺，加兔絲子。

渾身虛壅、拘急，加地骨皮。

大便硬，加大黃三錢、芒硝二錢。

白痢，加吳茱萸。

赤痢，加黃連。

頭風，加藁本。

霍亂轉筋，加楠木皮。主霍亂吐瀉。

七情六極，耳鳴夢泄，盜汗，四肢浮腫沉重，腿膝痠痿，加桂。

心下痞滿、腹脹，倍厚朴，甘草減半。

氣不舒快，中脘痞塞，加砂仁、香附、生薑。一方加枳殼、木香。

婦人子宮久冷，月事不調，加桂。

赤白帶下，加黃耆。調月水。

小兒脾胃不和，不思乳食，心腹疼痛，口苦無味，嘔噦惡心，噫氣吐酸，面色痿黃，體弱肌瘦，肚腹泄瀉。依本方。

小兒吐逆頻併，手足心熱，不進乳食。依本方。

附：本方加減湯名治病

瘧後 **草果平胃散**　即本方加草果。治寒熱瘧疾，愈後調理。

陰户蟲 **貫眾平胃散**　即本方加貫眾。治女人陰户生蟲，痛癢不定，每用豬肝煮熟，拌藥末二錢，內入陰户。

傷食吐 **藿香平胃散**　即本方加藿香、砂仁、神麴。治內傷飲食，填塞太陰，嘔吐不已。

參苓平胃散　一名御藥院平胃散，即本方加人參、茯苓。治脾胃不和，不思飲食。

心腹脅肋刺痛 心腹脅肋，脹滿刺痛，口苦無味。又治噫氣吞酸。又治面色痿黃，肌體瘦弱，怠惰嗜臥，體重節痛，常多自利。

霍亂 又治霍亂吐瀉。

噎嗝反胃 又治五噎八痞，嗝氣反胃。一法：用棗肉丸小豆大，薑湯下五十丸。常服調氣暖胃，化宿食，消痰飲，辟風寒冷濕，及四時非節之氣。

痰水 **天下受拜平胃散**　即本方加小棗二百枚，生薑三兩。

治脾胃不和，嘔吐痰水，胸膈痞滯，不思飲食，以水五升，煮乾，搗研曬乾爲末，每服二錢，鹽湯點服。

泄瀉 如泄瀉，加生薑五片，去核烏梅五個，水煎服。

吞酸呃臭 **生料平胃散**　即本方加神麴、麥芽。治宿食不化，吞酸呃臭，右關脈滑。

胃虛 **香砂平胃散**　即本方加香附、砂仁。治病後胃虛少食。

瘧疾 **萬安散**　即本方加常山、檳榔。治一切瘧疾初起氣壯者。

瘧 **柴胡調胃散**　即本方加柴胡。一方加藿香。治瘧疾寒熱。

五勞七傷 又治五勞七傷，手足心熱，煩躁不安，百節酸痛。

[瘴瘧] **不換金正氣散**　一名**普賢散**。卽本方加半夏、藿香。治山嵐瘴氣，諸般瘧疾。

[四時傷寒] 又治四時傷寒感冒，頭目肢節疼痛，肚腹脹滿，嘔吐惡心，痰嗽。

[手足腫] 又治手足虛腫。

又治五腫膈氣噎塞。

[利] 又治寒熱泄利、赤白痢。

[暑吐] 又治傷暑吐瀉，手足厥冷。

[瘡瘍] 又治瘡瘍，脾氣虛弱，寒邪相搏，疼停胸膈，以致發寒熱。

[聲啞] 又治有濕證，聲啞，加茵陳、石菖蒲。寒證聲啞，加薄桂。

太無神术散　卽本方加藿香、菖蒲。一方以香附代藿香。

[瘴氣] 治山嵐瘴氣，憎寒壯熱，一身盡痛。夫山嵐氣，乃山谷障霧、濕土敦阜之氣也。由鼻而入流於百節，故壯熱而一身盡痛，宜用平胃，以平其敦阜之氣。加菖蒲、藿香香辛之品，以匡正辟邪也。

[瘟疫] 又治四時瘟疫頭痛，頂強，寒熱身痛。

[腰重痛] **腎着湯**　卽本方加丁香。治腰重痛。

[四時傷寒] **和解散**　卽本方加藁本、桔梗。治四時傷寒，吐利煩躁，自汗，咳嗽頭痛，憎寒壯熱。又治瘴病。初作胸腹滿悶，頭眩發熱。

茯苓調胃散　卽本方加茯苓、丁香、白术。一方加藿香、半復。治脾濕。又治胃寒嘔吐，多用生姜。

養胃湯　卽本方加人參、白术、茯苓、半夏、藿香、草果。

治外感風寒，內傷生冷，憎寒壯熱，頭疼目昏，肢體拘急，不問風寒證，并宜治之。先以厚被蓋睡，連進數服，加以薄粥、熱湯佐，令四肢微汗，漐漐然，候乾，則徐徐去被，謹避外風，自然解散。

[嵐氣] 又治山嵐瘴氣。

[溫疫] 又治四時溫疫。

[痰瘧] 又治飲食傷脾，發爲痰瘧。

又治中脘虛寒，嘔逆惡心。

[似瘧] 又治感暑後感冷。戴元禮曰：此市井之人，多有此病。往往日間冒熱經營，夜開窗眠臥，欲取清涼，失蓋不覺，病發潮熱，似瘧猶未成瘧者。

[翻胃] 又治翻胃，朝食暮吐，暮食朝吐，脉遲而沉，或澀而微。

瘴 **檳榔煎**　卽本方加檳榔、草果、煨熟生姜。治山嵐瘴氣,寒熱嘔吐,腹滿不思飲食。

傷風 **消風百解散**　卽本方加荊芥、麻黃、白芷,去厚朴。治傷風咳嗽,頭疼鼻塞聲重。

瘴 **辟瘴飲子**　卽本方去蒼术,加人參、茯苓、半夏、枳殼、砂仁。治瘴時行,無事之時,宜先服此,則不感染。

痰 **潤下丸**　卽本方去蒼术、厚朴。治膈痰,降痰。制法見第三卷、二陳湯附方。

附: 本方合和湯名治病

暑瀉 **對金飲子**　一名**胃苓湯**。卽本方合五苓散。治傷暑瀉而渴,或瀉而熱,或伏暑泄瀉,發煩渴,小水不利。

暑濕停飲 又治暑濕停飲,泄瀉,不伏水土。又治霍亂吐瀉。

傷食瀉 又治傷食瀉。

産後腫 又治産後遍身浮腫。

瀉 **黃白散**　卽本方合六一散。治泄瀉煩渴,傷暑,小便不利。

濕瘧 **柴平散**　卽本方合小柴胡湯。治瘧疾初發,一身盡痛,手足沉重,寒多熱少,脉濡者,名曰濕瘧。

第二十五　枳　术　丸

本方加減湯名十五方,合和湯名一方,共計十六方,附於後。

枳术丸方 潔古張元素方。

白术　二兩,土炒。一法。紫蘇、薄荷、黃芩、肉桂煮過。甘溫補脾胃之元氣。其味苦,除胃中之濕熱,利腰臍間血,故用補脾胃之弱。過於枳實一倍。忌桃、李、雀肉、胡荽、大蒜、青魚鮓。

枳實　一兩,麥麩炒。味苦寒,泄心下之痞悶,消胃中所傷。

右爲細末,荷葉包,燒飯,杵爲丸,綠豆大。每服五十丸,清米飲下。

元氣素弱,飲食難化。多則腹中不和,疼痛、泄瀉,此虛寒也。加人參、酒炒芍藥、炒神麯、炒麥芽去殼各一兩,砂仁、木香各五錢。

素有痰火，胸膈鬱塞，嚥酸噎氣，及素有吞酸吐酸之證，或有酒積瀉、結痛，此皆濕熱也。加薑炒黃連、酒炒白芍、陳皮各一兩，石膏、生甘草各五錢，砂仁、木香各二錢，川芎四錢。

傷食飽悶，痞塞不消，加神麯、麥芽、山查各一兩。有食積痞塊，再加黃連、厚朴、瓜蔞去油各五錢。積堅者，加蓬朮、醋煮。昆布各三錢。

傷冷食不消，腹痛溏泄，加半夏一兩，砂仁、乾薑、炒神麯、麥芽各五錢。

性多氣惱，夾氣傷食，氣滿不通，加川芎、香附子各一兩，木香、黃連薑炒各五錢。

胸膈不利人，過服辛香燥藥，以致上焦受傷，胃脘乾燥，嘔吐膈噎，翻胃，加黃連薑炒、山梔炒、桔梗、生甘草、石膏各五錢，白芍、當歸各一兩。胸膈頑痰膠結，及大便燥秘，加芒硝五錢。

素有痰者，加半夏、茯苓、橘紅各一兩，黃連炒、黃芩炒各五錢。

人能食、好食，但食後反飽難化，此胃火旺、脾陰虛也。加酒芍一兩半、人參七錢，石膏煅一兩，生甘草五錢，黃連炒、香附子、木香各四錢。

年高人，脾虛血燥，易饑易飽，大便燥難，加白芍、當歸各一兩、人參七錢，升麻、甘草各四錢，山查、麥芽、桃仁去皮尖各五錢。

附：本方加減湯名治病

冷食傷　**半夏枳朮丸**　　卽本方加半夏一兩。治冷食內傷。

消飲食　**橘皮枳朮丸**　　卽本方加橘皮一兩。治老幼元氣衰弱，飲食不消少進，或藏不調，心下痞悶，久服令人多食而不傷。

飲食傷　**木香枳朮丸**　　卽本方加木香一兩。治飲食所傷，心腹滿悶不快，破滯氣，消飲食，開胃進食。

肉味傷　**橘連枳朮丸**　　卽本方加橘皮、黃連各一兩。治傷肉味痞滿。

勉食傷　**麴糵枳朮丸**　　卽本方加神麯、麥芽各一兩。治勉食，心腹滿悶不快。

補脾胃　**平補枳朮丸**　　卽本方加陳皮、黃連各一兩，白芍一兩半、酒炒，人參、木香各半兩，增白朮三兩，調中、補氣血，消痞清熱。意曰：白朮三兩，補脾氣爲君，白芍補脾血爲臣。陳皮和胃，枳實消痞，黃連清熱，三味爲佐。人參補元氣，木香調諸氣，二味爲使。

如此則平補氣血，均去痰，兼通氣道，則病邪日消而脾胃日壯矣。

傷肉麵辛辣厚味 **三黃枳术丸**　卽本方加陳皮、神麴、黃連、黃芩、大黃。治傷肉食、麵食、辛辣味厚之物，填塞胸中，致滿悶不快。

木香人參生薑枳术丸　卽本方加木香、人參、生[1]薑、陳皮，開胃進食。

傷寒食 **木香乾薑枳术丸**　卽本方加木香、乾薑，破除寒滯氣，消寒飲食。

積塊 **枳實丸**　卽本方加神麴、麥芽、山查、陳皮、薑黃。丹溪曰：治積塊。

酒麵傷 **枳實導滯丸**　卽本方加大黃、黃芩、黃連、神麴、茯苓、澤瀉。治傷濕熱之物，不得消化而作痞滿。濕熱之物，酒、麵之類也。燥以制濕，淡以滲濕，故用白术、茯苓、澤瀉，苦以下熱，寒則勝熱，故加芩、連、大黃，加神麴者，盦[2]造以使其變化也。

虛痞 **枳實消痞丸**　卽本方加人參、白术、茯苓、甘草、黃連、半夏、厚朴、乾薑、麥芽。治心下虛痞，惡食懶倦。右關脉弦者。痞與否同，不通泰也。是肺氣不降，脾氣不運，升降不通也。脾病則不能致氣於肢體，故令懶倦。弦爲肝脉，木乘土，故令右關脉弦。是方也，枳實、黃連、厚朴之苦，可以下氣；半夏、乾薑之辛，可以行滯。人參、甘草、白术、茯苓之甘，可使健脾。麥芽善消，可以推陳致新。

濕麵傷 **除濕益氣湯**　卽本方加神麴、蘿蔔子、炒黃芩、紅花、荷葉丸。治傷濕麵，心腹滿，肢體沉重。

豆粉麵食油膩傷 **白术丸**　卽本方加橘紅、半夏、神麴、黃芩、白礬。治傷豆粉、濕麵、油膩。

加味枳术丸　卽本方加神麴、麥芽、山查、香附、砂仁。治脾胃虛弱，飲食減少，胸膈膨悶，酒傷食積，氣滯腹滿者，常服，進食寬中，和暢腸胃。

附：本方合和湯名治病

枳术二陳湯　卽本方合二陳湯。治脾胃痰飲，胸膈不利。

枳术丸論

《蘭室秘藏》論脾胃虛損曰：易水張先生，常戒不可峻利用藥。食藥下咽，未至藥丸施化，其標皮之力始開，便言快也，所傷之物已去。若更待一兩時辰許，藥盡化開，其藥峻利，必有情性。病去之後，脾胃旣損，是真氣、元氣敗

1　生：原作“乾”，據本方之名改。
2　盦：原作“盒”，據文義，乃“盦”之形誤，因改。

壞，促人之壽。當時設[1]下一方：枳實一兩，麩炒黃色爲度，白术二兩。只此二味，荷葉裹，燒飯爲丸。以白术甘溫，補脾胃之元氣。其味苦，除胃中之濕熱，利腰臍間血。故先補脾胃之弱，過於枳實一倍。枳實味苦寒，泄心下之痞悶，消化胃中所傷。此一藥下胃，其所傷不能即去，須待一兩時辰許，食即消化。是先補其虛，而後化其所傷，則不峻利矣。若人内傷熱物、酒肉之類，用集香丸、丁香丸、巴豆大熱之藥下之，大便下則物去，遺留食之熱性，藥之熱性，重傷元氣。其後必無氣以動而熱困，四肢不舉，傳變諸疾，不可勝數，使人真氣自此衰矣。若傷生冷硬物，世醫或用牽牛、大黃，大寒投之，所傷既去，遺留食之寒性、藥之寒性，重瀉其陽。陽去則皮膚、筋肉、血脈，無所依倚，使人便爲虛損之證矣。論言及此，令人寒心。故辛辣薄味之藥，無故不可亂投，非止牽牛、巴豆、大黃而已。

吳山甫曰：一消一補，調養之方也。故用白术以補脾，枳實以消痞。燒飯取其香以益胃，荷葉取其仰以象震。象震者，欲其升生甲膽之少陽也。此易老一時之方，東垣末年之悟，孰謂立方之旨易聞邪？

第二十六　天王補心丹

天王補心丹方《藏經》云：昔者志公和尚旦夕講經，鄧天王憫其勞也，錫[2]以此方，因得其名焉。

生地黃 二兩。用砂仁五錢、茯苓一兩，酒同煮，去砂仁。

人參 開心益志。

玄參 補腎氣，強陰益精。忌銅。

丹參 益氣養血。以上三參，俱反藜蘆。

遠志 去骨。用甘草同煮半伏時。益志，慧耳目，聰明不忘，強志倍力，定心氣，止驚悸，益精陽。

柏子仁 微炒。主驚悸，安五藏，益氣血，潤腎、興陽道。

百部 酒浸，炒。主肺熱咳嗽，益肺。

---

1 設：原作“説”，據《蘭室秘藏》卷上“脾胃虛損論”改。

2 錫：即賜、給予。

杜仲 去粗皮，薑汁炒斷絲。主腰脊痛，補中益精，堅筋骨，強志。

酸棗仁 隔紙炒。補心虛，寧心志。

白茯神 去木、去皮，忌醋。治善忘，開心益智，養精神，補勞乏。以上各一兩。

天門冬 去皮心。地黃爲使。治虛勞客熱。忌鯉魚。強骨髓，通腎氣。

麥門冬 去心。地黃爲使。治虛勞客熱，強陰，益精神，心氣不足。各一兩二錢。

石菖蒲 忌飴糖、羊肉、鐵器。開心孔，補五藏，通九竅，明耳目，聰明不忘，或解迷惑。

五味子 補不足，強陰益精。在上滋肺，在下補腎。各五錢。

當歸身 一兩六錢，酒洗。畏菖蒲。

桔梗 八錢。去丫尾及頭硬一節，米泔浸一宿。

右爲末，煉蜜丸，每兩作十丸。金箔、朱砂爲衣，燈心、棗湯，食遠臨臥化下。作小丸亦可。

治心腎兩虛，水火不濟，致夜不寐，心悸，口乾，煩躁不足。

治心勞神虛，夢瀉。

治消渴。

治過勞，其心忽忽喜忘。大便難，或時溏利，口内生瘡者。

吳山甫曰：心者，神明之藏。過於憂愁思慮，久久則成心勞。心勞則神明傷矣，故忽忽喜忘。心主血，血濡則大便潤，血燥則大便難。或時溏利者，心火不足以生脾土也。口内生瘡者，心虛而火内灼也。用人參養心氣，當歸養心血，天、麥冬益心津，生地、丹參、玄參解心熱，柏仁、遠志養心神，五味、棗仁收心液。茯苓能補心虛，桔梗能利咽膈。諸品專於補心，勞心之人宜常服。

寧心保神，益血固精，壯力強志，令人不忘。清三焦，化痰涎，祛煩熱，療咽乾，除驚悸，定怔忡，育養心神，大補元氣。讀書勞神，勤政勞心，常宜服之。一方無石菖蒲、百部、杜仲、甘草；一方加枸杞子、石菖蒲。

第二十七　六味地黃丸

本方加減湯名四方，合和湯名一方，共計五方，附於後。

六味地黃丸方 一名金匱腎氣丸。錢仲陽方。

地黃 八兩。酒拌蒸九次，令黑爛，或無灰酒煮爛，搗膏。胃弱者生姜汁同煮，脾氣滯而膈間痞悶,同砂仁煮。忌銅、鐵、蘿蔔,犯之令人腎消,白人髭髮。男子損榮,女子損衞。

山藥 四兩。懷慶潔白者,強陰益氣。

山茱萸 水酒浸,取皮四兩,緩火熬。強陰益精,及壯元氣。

白茯苓 三兩。去皮。堅潔者。補陽長陰,益氣。

牡丹皮 三兩。去骨,酒浸一宿。瀉陰火,治神志不足。

澤瀉 三兩。去毛,作片。酒浸略蒸。養五藏,益氣力,起陰氣而補虛損五勞。俗説謂"瀉腎者,瀉腎邪也"。如茯苓伐腎邪,即所以補正耳。

右爲末,煉蜜和地黃膏爲丸、如梧桐子大。每服五六十丸,空心鹽白湯下。寒月溫酒下。腎虛有飲作痰唾,生薑湯下。婦人,淡醋湯下。

治形體瘦弱無力,多因腎氣久虛,久新憔悴。

治寢汗。

治遺精淋濁。

治便血。

治腎虛憔悴,盜汗發熱,五藏齊損,瘦弱虛煩,骨蒸下血。

治咳嗽。吳山甫曰:有足心熱,內股熱,腰痛,兩尺脉弱大者,原於腎虛也。移熱於肺而咳嗽者,宜以此補腎。

治夜分咳嗽,多屬陰虛腎水不足也。

治陰虛火動。吳山甫曰:腎非獨水也,命門之火藏焉。腎不虛,則水足以制火。虛則火無所制而熱證生矣,名之曰陰虛火動。河間氏[1]所謂腎虛則熱是也。令人足心熱,陰股熱,腰脊痛,率是此證。老人得之爲順,少年得之爲逆,乃咳血之漸也。熟地黃、山茱萸,味厚者也。《經》曰:味厚爲陰中之陰,故能滋少陰、補腎水。澤瀉味甘、鹹,寒。甘從濕化,鹹從水化,寒從陰化,故能入水藏而瀉水中之火。丹皮氣寒、味甘、辛。寒能勝熱,苦能入血,辛能生水,故能益少陰,平虛熱。山藥、茯苓,味甘者也。甘從土化,土能防水,故用之以制水藏之邪,且益脾胃而培萬物之母。

治陰虛火動,耳聾耳鳴。

治下消。吳山甫曰:先有消渴善飲,而後小便如膏者,名曰下消。懼其燥

1　河間氏:間,原誤作"潤"。河間指金代醫學大家劉完素,河間(今屬河北)人,故人稱劉河間。該書常誤將"間"作"潤",下凡遇此徑改。

熱漸深，將無水，故用此以救腎水。

治婦人血氣久虛無子。

血虛陰衰，地黃爲君。

精滑，山茱萸爲君。

小便黃赤，或多或少，茯苓爲君。

小便淋瀝，澤瀉爲君。

心虛、腸胃熱積，心火盛、心氣不足，丹皮爲君。

皮膚燥澀，山藥爲君。

骨痿，加黃柏、知母。吳山甫曰：腎氣熱則腰脊不舉，骨枯而體減，故爲骨痿。腎者水藏，無水則火獨治，故令腎熱。腎主督脉，督脉者，行於脊。腎壞則督脉虛，故令腰脊不舉。骨枯而髓減，腎主骨，故曰骨痿。熟地、山茱，味厚而生陰；知母、黃柏，苦寒而瀉火；澤瀉、丹皮，能去坎中之火。茯苓、山藥，能制腎間之邪。王冰曰：壯水之主，以制陽光。此方是之矣。

又治腎勞，背難俯仰，小便不利者，餘瀝囊濕生瘡，小便急并赤。

附：本方加減湯名治病

崔氏八味丸　卽本方加炮附子、桂心各一兩。劉守真曰：桂、附從四時加減，春各三錢，夏一錢，秋五錢，冬壹兩。

腎氣虛下元冷 治腎氣虛弱，下元冷憊，臍腹疼痛，夜多漩[1]溺，脚膝緩弱，肢體倦怠，面色痿黃或黧黑，及虛勞不足，渴欲飲水，腰重疼痛，小腹急痛，小便不利。

陰痿 又治陰痿，入房太甚，宗筋縱弛，名爲陰痿。吳山甫曰：凡人入房甚而陰事作強不已者，水衰而火獨治也。陰事柔痿不舉者，水衰而火亦敗也。丹溪曰：天非此火，不足以生萬物；人非此火，不能有生，奈之何而可以無火乎？是方於六味中加桂、附，以益命門之火，使作強之官得其職矣。

又治渴而未消，其人多渴，喜得茶飲，不若消渴之求飲無厭也。此爲心腎不交，水不足以濟火，故令亡液口乾。乃是陰無陽而不升，陽無陰而不降。水下火上，不相既濟耳。故用六味，益其真陰。加附子、肉桂之辛熱，壯其少火。

---

1 漩：原作“旋”，據《醫學綱目》卷四“八味丸”改。

少火壯則陰自升，真陰益則陽自降。故灶底加薪，枯籠蒸溽。槁禾得雨，生意維新。惟明者知之，昧者鮮不以爲迂也。昔漢武帝病渴，張仲景爲處此方[1]。至聖玄關，今猶可想。

多唾 又治下元冷憊，心火炎上，腎水不能攝養，多唾痰涎。

牙痛 又治腎虚齒痛。

淋 又治腎虚淋瀝。

脚氣 又治足少陰經脚氣入腹，腹脹疼痛，氣喘。腎經虚寒，此證最急。以腎水剋心火，老人病此，死不旋踵。

小便不調 又治小便不調。腎具水火，主二便而司開闔。腎間之水竭則火獨治，能闔而不能開，令人病小便不出。腎間之火熄則水獨治，能開而不能闔，令人小便不禁。是方以桂附溫熱益火，地黃、山茱濡潤壯水。火欲實，丹皮、澤瀉之酸鹹引而瀉之；水欲實，茯苓、山藥之甘淡制而滲之。水火既濟，則開闔治矣。

轉脬 又治婦人轉脬，小便不得。

瘡後口乾 又治諸瘡瘍愈後，口乾渴甚則舌黃。及未患先渴，此腎水枯竭，不能上潤，以致心火上炎，水火不能既濟，故心煩燥渴，小便頻數。或白濁陰痿，飲食不多，肌膚漸削；或腿腫脚瘦，本方內地黃與五味子各二兩，山藥、山茱、丹皮各一兩，茯苓、澤瀉、桂心各五錢，名加味八味丸。

《溯洄集》云：張仲景八味丸用澤瀉，寇宗奭《本草衍義》云："不過接引桂、附等歸就腎經，別無他意。"而王海藏韙之愚，謂八味丸以地黃爲君，而以餘藥佐之，非止爲補血之劑，蓋兼補氣也。氣者血之母。東垣所謂陽王則能生陰血者，此也。若果專爲補腎而入腎經，則地黃、山茱、丹皮、茯苓，皆腎經之藥，固不得夫澤瀉之接引而後至也。其桂、附雖非腎經本藥，然附子乃命門之藥，況浮中沉無所不至，又爲通行諸經引用藥。官桂能補下焦熱火不足，是亦命門藥也。易老亦曰補腎用肉桂，然則桂、附亦不待澤瀉接引而後至也。唯山藥雖獨入手太陰經，然其功亦能強陰。且手太陰爲足少陰之上源，源既有滋，流豈無益？夫其用地黃爲君者，大補血虚不足與補腎也。用諸藥佐之者，山藥之強陰益氣，山茱之強陰益精而壯元氣，茯苓之補陽長陰而益氣，丹皮之

1　漢武帝……處此方：原文如此。張仲景較漢武帝晚三百餘年，無法親診武帝。

瀉陰火而治神志之不足，澤瀉之養五藏、益氣力、起陰氣而補虛損五勞，桂、附之補下焦火也。由此觀之，則余之所謂兼補氣者，非臆説也。且澤瀉也，雖曰鹹以瀉腎邪，非瀉腎之本也。故五苓散用澤瀉者，詎非瀉腎邪乎？白茯苓伐[1]腎邪，即所以補正耳。是則八味丸之用澤瀉，非他，蓋取其瀉腎邪、養五藏、益氣力、起陰氣、補虛損五勞之功而已。寇氏何疑其瀉腎而爲接引桂、附等之説乎？然澤瀉固瀉腎，然從於諸補藥群衆之中，雖欲瀉之而力莫能施矣。或者又謂八味丸以附子爲少陰之鄉導，其補自是地黃爲主，蓋取其健脾走下之性，以行地黃之滯，可致遠耳。竊意如此，則地黃之滯非附子不能及下矣。然錢仲陽六味地黃丸豈有附子乎？

八味丸蓋兼陰火不足者設。六味地黃丸則唯陰虛者用之耳。

補腎氣 **八物丸**　即本方加五味子、桂心。平補腎氣，堅齒駐顏，主陰虛陽竭。

鶴膝風 **加味地黃丸**　即本方加鹿茸、牛膝，麵糊丸。治小兒鶴膝風。

都氣丸　即本方加附子、肉桂、五味子，補左右二腎水火。

附: 本方合和湯名治病

補心腎 三一**腎氣丸**　即本方合固本丸、補陰丸，補助心腎諸藏精血，瀉心腎諸藏火、濕。

此方有補有瀉。補者補其精血，瀉者瀉其濕熱。人但知精血虛而能生火，又不知精血虛、邪水得以乘之。既加知母、黃柏以瀉火，又加茯苓、澤瀉以滲濕也。古方以腎氣丸、固本丸、補陰丸，俱是滋陰補血之劑，然固本丸用二地、二門冬，胸滿有痰者忌之；補陰丸脾虛有濕者忌之。腎氣丸因補血滋陰而兼理痰濕，然品味數少，不足以盡其變。是方補瀉兼施，最爲切當。固本丸、補陰丸俱見第八卷。

---

1 伐：原作“代”，不通，據文義及字形改。

卷 之 八

附 方 目 錄

第二十八　固本丸 附方七

　　人參固本丸 加人參

　　鹿柏固本丸 加鹿角、黃柏

　　六合丸 加枸杞子、地骨皮

　　天地丸 去熟地、麥冬，一名二儀丸

　　三才丸 去熟地、麥冬，加人參

　　補髓煎 去熟地、麥冬，加當歸

　　永壽丹 去生地黃、麥冬，加枸杞、甘菊

第二十九　補陰丸 附方一

　　大補陰丸 去鎖陽[1]、五味、天冬、枸杞、白芍藥、乾薑。補陰丸論。

第三十　滋陰大補丸

第三十一　虎潛丸 附方二

　　加味虎潛丸 加參、芪、杜仲、破故紙、茯苓、兔絲、山藥、枸杞

　　又，加味虎潛丸 去黃柏、知母、地黃、虎骨，加參、芪、山藥、兔絲、破故紙、杜
　　　　仲、五味子、牛膝

第三十二　大造丸 附方八

　　補天丸

　　大補天丸

　　還元丹

　　河車補陰丸

　　太上混元丹

　　犀角河車丸

　　無比丸

　　虎牙丸

第三十三　打老兒丸

第三十四　益母丸 附方四

　　益母膏

　　四物益母丸

1　鎖陽：鎖，本書均作"瑣"，與該藥命名含義不符，今均改爲正名"鎖陽"。

卷之八

湯名

秣陵求如王良璨玉卿氏編次

東粵　　溫蒂元敏之氏助梓

第二十八　固　本　丸

本方加減湯名七方，附於後。

固本丸方 本猶根也。天一生水，腎水乃人之根本，此丸專於補腎，故命名曰固本。

生地黃 酒浸。胃弱者，薑汁炒。脾氣滯而膈間痞悶者，砂仁水浸，同炒。

熟地黃 酒浸。補腎水，真陰不足，得麥門冬良。二地俱忌銅、鐵及蘿蔔。

天門冬 酒浸，去心皮，酒煮，搗如泥。通腎氣，補五勞七傷。甘以助元氣。地黃爲之使。忌鯉魚。

麥門冬 酒浸，去心，不去心令人煩。強陰益精。地黃爲之使。

右等分爲末，煉蜜爲丸，梧桐子大，每服五十丸，空心溫酒或淡鹽湯下。夫人心藏血，腎藏精，精血充實則不夭天年。然滋補精血，無出於生熟二地黃。世人徒知服二地黃，而不知服二門冬爲引也。蓋生地能生心血，用麥冬引入所生之地；熟地能補腎精，用天冬引入所補之地。四味互相爲用。

附：本方加減湯名治病

人參固本丸 卽本方加人參。本草以人參通心氣，故宜加焉。

治肺熱燥作渴，或小便短赤如淋。此治虛而有火之聖藥也。肺主氣，而氣根于丹田；肺畏火，而制火必本于腎水也。

鹿柏固本丸 卽本方鹿角霜半觔，黃柏分四制、一觔。

六合丸 卽本方加枸杞子、地骨皮。明目。

天地丸 一名二儀丸。卽本方去熟地、麥冬。

三才丸 卽本方去熟地、麥冬，加人參。

補髓煎 卽本方去熟地、麥冬，加當歸。

永壽丹 卽本方去生地、麥冬，加枸杞、甘菊。明目。

第二十九　補　陰　丸

本方加減湯名一方，附於後。

補陰丸方

黃柏 去粗皮，鹽水炒。

知母 肥潤者，去皮毛，鹽水炒。忌鐵。

龜板 酥油炙，各三兩。

鎖陽 各三兩，酥炙。

枸杞子

五味子

天門冬 去皮心。

白芍 酒炒，各一兩。

熟地 酒浸，五兩。

乾薑 炮，三錢。冬五錢。

右爲末，煉蜜，入豬脊髓三條，炊熟和丸梧桐子大，每服八十丸，空心淡鹽湯下，冬月溫酒下。

治腎經虛損，新久憔悴，盜汗發熱，五藏齊損，瘦弱虛煩，骨蒸痿弱，下血咯血等證。

夢遺精滑。加煅牡蠣、白术各一兩，山茱萸肉、椿根白皮炒各七錢。

赤白濁，加白术、白茯苓各二兩半，山梔仁炒、黃連炒各五錢。

脚膝軟弱無力，加牛膝酒洗，虎骨酥炙各二兩，防己酒洗、木瓜各半兩。

疝氣，加蒼术鹽炒一兩半，黃連薑汁炒、山梔仁炒各六錢，川芎一兩，吳茱萸泡、青皮各五錢。

脾胃虛弱，畏寒易泄，加白术三兩，陳皮一兩，乾薑炮七錢。

眼目昏暗，加當歸酒洗、川芎、菊花各二兩，柴胡、黃連酒洗、烏犀角各半兩，蔓荆子、防風各三錢。

氣虛，加人參、黃耆蜜炙各二兩。

左尺脉旣虛，右尺亦微，命門火衰，陽事不舉，加肉桂、黑附子童便煮，去皮、各七錢，沉香五錢。

附：本方加減湯名治病

大補陰丸 卽本方去鎖陽、五味、天冬、枸杞、白芍藥，乾薑。治盜汗。又治左尺脉洪，陰虛火動。

補陰丸論：人之一身，陰常不足，陽常有餘。況節欲者少，縱欲者多。精血旣虧，相火必王[1]。火王則陰愈消，而勞瘵咳嗽咯血、吐血等證作矣。故宜常補其陰，使與陽劑，則水能制火，而水升火降，則無病矣。故丹溪明補陰之説，謂專補左尺腎水也。古云：滋補藥皆兼補右尺相火，殊不知左尺原虛，右尺原王。平補依舊火勝於水，只補其左、制其右，庶幾水火俱平也。右尺相火，固不可衰。若明是相火虛者，方宜補火。但火王而致病者，十居八九；火衰而致病者，百無二三。且人在少年，腎水正旺，似不必補。然欲心日動，兼斫喪太早者，真陰根本受虧。腎水一虧，則火必勝，勝則剋肺金，火炎痰升而致咳嗽，甚致腎水枯竭。金水既病，則五臟六腑皆爲火賊，宜補精血而火自退，當服此藥，培養精神之聖藥也。

第三十　滋陰大補丸

滋陰大補丸方

川牛膝 去蘆。

山藥 各一兩半。

杜仲 去粗皮，酥炙去絲。

山茱萸肉 鮮紅者，去核。

巴戟天 去心。主陰痿，強筋骨，補五勞，治夢泄，虛損。

肉蓯蓉 酒浸一宿，削去浮甲，劈破中心，去白膜，酒蒸，酥油塗炙。主五勞七傷，強陰益精氣，治男子絕陽不興，及泄精、尿血、遺瀝。暖腰膝，強筋。命門火不足者，以此補之。丹溪曰：峻補精血，驟用反動大便滑也。

五味子

白茯苓 去皮。

茴香 炒。

遠志 去心，甘草水煮，各一兩。

枸杞子

石菖蒲 各五錢。

熟地黃 酒浸，二兩。

右爲細末，紅棗肉和煉蜜丸梧桐子大。每服七十丸，空心酒或鹽湯送下。

1　王：通"旺"，據凡例通假字不改，下同。

第三十一　虎　潛　丸

本方加減湯名二方，附於後。

虎潛丸方 一名補陰丸，一名補腎丸。虎，陰也；潛，藏也。是方能封閉精血，故名虎潛。

黃柏 半觔，鹽酒炒。滋陰。

知母 三兩，鹽酒炒。滋陰。

當歸 一兩半。酒洗。養血補血。

地黃 酒煮，爛搗膏。忌銅、鐵，補血滋陰。

白芍 各三兩。酒炒。養血。

鎖陽 一兩半。酥炙，或酒潤曬乾。止陰精不泄。

龜板 四兩。酒炙或酥炙。得天地之陰氣最厚，故補陰。

虎脛骨 一兩。酒炙或酥炙。得天地之陰氣最強，故壯骨，可補腰膝。

陳皮 三兩。鹽水潤，曬乾。行滯氣。

乾薑 半兩。炒黑。冬月用，餘月俱不用。

右爲末，酒糊丸。一方用羊肉煮爛，搗爲丸。一方煉蜜和豬脊髓二條爲丸，如梧桐子大。每服五六十丸，空心鹽湯或酒下，食乾物壓之。一方加牛膝。

治陰分精血虛損，痿弱。

治氣疝，拂鬱則睾丸腫大，悲哀則不藥而消。吳山甫曰：邪之所湊，常乘其虛。拂鬱而睾丸腫大者，肝氣乘腎之虛也。悲哀不藥而消者，氣有所泄也。先醫云：肝腎之病同一治，故黃柏、知母、熟地、白芍、牛膝、當歸、鎖陽，味厚之品也。可以補腎，亦可以補肝。龜得天地之陰氣最厚，虎得天地之陰氣最雄。以血氣中之陰類以補陰，欲其同氣相求耳。陳皮者，取其能推陳腐之氣；羊肉者，取其能補五藏之陽也。或問：何以不用橘核仁、細枳實、川楝子、青皮之輩？曰：此皆破氣藥也。昔醫固多用之，然而治標云爾，況蹈重虛之戒乎！氣實者用之可也。

治消渴，骨熱，補腎水真陰不足。

治腎虛發熱，新久憔悴，骨蒸盜汗，五藏不足，黃瘦脫血。

附：本方加減湯名治病

加味虎潛丸 卽本方加參、芪、杜仲、破故紙、茯苓、兔絲各二兩，山藥、枸杞各三兩。治諸虛不足，腰腿疼痛，行步無力。壯元陽，滋腎水。

又加味虎潛丸 卽本方去黃柏、知母、地黃、虎骨，加參、芪、山藥各一兩，兔絲、破故紙、杜仲、五味子各七錢半，牛膝二兩。治腎脉虛數，精神短少，腰膝無力。此藥健筋骨，補腎壯陽。

第三十二 大 造 丸

本方加減湯名八方，附於後。

大造丸方 此方久服，耳目聰明，鬚髮烏黑，延年益壽，有奪造化之功，故名大造丸。

紫河車 一具。或云男用男胎，女用女胎。一云用初胎爲佳。以米泔洗淨，新瓦上焙乾。或用砂鍋、銀鍋重湯煮爛，搗曬。夫紫河車，天地之先，陰陽之祖，乾坤之橐籥，鉛汞之匡廓。胚胎將兆，九九數足，我則乘而載之，故謂河車。《曆驗篇》中名混沌皮。釋氏書謂袈裟制服，有接命之功。男瘦女弱，素無孕育者，服此成胎延壽，咸有左驗。養生書云：河車者，返本還元，以人補人之意，非金石草木、夜霜曉露之比。丹溪曰：河車者，父精母血相合而生成，乃造化自然生成之物，真元氣也。用此栽接，至理存焉，故治虛勞甚者用之。

敗龜板 二兩。年久自死者，童便浸三日，酥炙。

黃柏 一兩半。鹽酒炒褐色。邪火只能動欲，不能生物。俗醫峻補，無益有損。此二味滋陰、除相火，爲河車之佐，衝和而無弊。

杜仲[1] 去粗皮，酥炙去絲，一兩半。主腎虧精損，腰痛餘瀝。

牛膝肉 一兩二錢。酒洗。滋陰壯陽，益精填髓，引下爲使。以上四味，足少陰腎經藥。古方加陳皮，名**補腎丸**。配紫河車，名**補天丸**。

懷慶熟地黃 肥實者，二兩半。入砂仁末六錢，白茯苓二兩，一塊稀絹包，同入砂鍋內，好酒煮七次，去茯苓、砂仁不用。蓋地黃得茯苓、砂仁、黃柏，入足少陰腎經，名**天一生水丸**。

天門冬 去皮心，一兩二錢。

麥門冬 去心，一兩二錢。

五味子 七錢。夏月加，餘月不用。

---

1 仲：原誤作“中”，據其方組及炮制法，此當爲杜仲，因改。

以上三味手太陰肺經藥。二冬保肺氣，不受火邪，降肺火，生腎水。然其性有降無升，得參一兩，則補而降。《本草》云"主多子"，以此也。二地、二冬，名**固本丸**。麥冬、五味、人參，名**生脉散**。處方配合要之道，大抵以金水二臟爲生化之源。用補肺腎二藥，乃人參補氣、地黃補血，合河車以成大造之功。

右爲末，和地黃膏，再加酒米糊爲丸，如小豆大，每服八九十丸，空心鹽湯、沸湯、薑湯任下。冬月好酒下。

婦人加當歸二兩，去龜板。

赤白滯下，加牡蠣兩半。

遺精白濁，加牡蠣兩半。

治心風失志，虛勞危絕。

附：治驗

一人稟弱，陽事痿，因以河車配他藥爲一方，服之，不二料，體貌頓異，嗣生數子。

一人大病後，久不能作聲，服此丸數次，呼聲頓出。

一人足痿不任地者半年，服此一料，病減其半。

一人年近六十，衰憊，日用此味，加補血藥作丸，壽至九十，強健如壯。

多女少男，夫婦咸服，多男。

病篤垂死，一服可延一二月。

附：本方加減湯名治病

補天丸　方用河車一具，黃柏、龜板、杜仲、牛膝、陳皮各二兩，乾薑五錢，五味子五錢。

大補天丸　方用河車一具，黃柏、知母乳炒、龜板炙各三兩，熟地五兩，牛膝、麥冬、肉蓯蓉、虎脛骨、山藥炒、茯神、黃耆蜜炙各一兩半，杜仲、枸杞、何首烏、人參各二兩，當歸、天冬、五味各一兩，生地一兩、酒煮搗膏，白芍酒炒二兩，冬用一兩。冬加乾薑炒黑半兩。上藥俱照常制，煉蜜和豬脊髓三條爲丸，每服八十丸，淡鹽湯下。冬月酒下。

治男婦虛損，勞傷形體羸乏，腰背疼痛，遺精，赤白帶濁。

产後氣血虛 **還元丹**　方用河車一具，制如前。人參一兩半，黃耆蜜炙，當歸酒洗、各一兩半，白术土炒、白芍酒炒、川芎、白茯苓、熟地、牡丹皮各八錢，肉桂、炙甘草各五錢。右將熟地酒煮，別搗膏，餘藥研末，而老米糊丸梧桐子大，每服六七十丸。或酒、或白湯下[1]。

治産後大虛，補氣血，兼治一切虛勞。

酒過度、氣血虛 **河車補陰丸**　方用河車一具，黃柏、知母、龜板、枸杞、五味、熟地、青鹽、丹皮、白茯苓、人參各一兩，澤瀉五錢，蜜丸。

治酒過度，血氣俱虛，腎藏羸憊，虛火上炎，咯血，咳嗽多痰，盜汗，勞熱骨蒸。

太上混元丹　方用河車一具，米泔洗淨，去筋膜，入麝香一錢在內，縫定，放砂鍋內，入無灰酒五升，慢火熬膏子，入藥。外用沉香別研、朱砂研、水飛、各二兩，人參、肉蓯蓉、白茯苓各三兩、乳香、安息香，酒熬，去砂各二兩。右爲細末，入河車膏搗千下，丸如梧桐子大。每服七十丸，空心沉香湯、或溫酒下。

治虛勞怯弱，延年補損。男女真陽氣耗，榮衛兩虛，腰脊疼痛，自汗怔忡，痰多喘咳，夢遺白濁，潮熱心煩，脚膝無力，加鹿茸酒蒸，巴戟去心，鍾乳粉煆，陽起石煆，附子、黃芪蜜炙，各二兩，桑寄生、鹿角、龍骨、紫菀各一兩。婦人血氣虛損，榮衛不足，多致潮熱心煩，口乾喜冷，腹脅刺痛，腰腿痠疼，痰多咳嗽，驚惕怔忡，經候不調，或閉不通，加當歸酒洗，石斛[2]去根，紫石英煆、醋淬七次、水飛，柏子仁炒、鹿茸酒蒸、鱉甲醋炙、各三兩，卷柏一兩，牛膝酒浸一兩，嗽多加紫菀二兩。

傳屍勞 **犀角河車丸**　方用河車一具，制如大造丸法，加鱉甲醋炙、桔梗、胡黃連、芍藥、大黃、敗鼓皮醋炙、貝母、龍膽草、黃藥子、知母各二錢半，莪术、犀角、芒硝各一錢半，朱砂水飛二錢。右爲末，煉蜜丸梧桐子大，朱砂爲衣，每服二十丸。空心酒下。

治傳屍勞，三月必平復。其餘勞證只數服愈。

無比丸　方用河車二兩，煮，醋浸一宿，焙乾；白芍、鱉甲醋炙各半錢，桔梗、胡黃連、煨大黃、甘草、龍膽、苦參、黃藥子、知母、秋石各二錢半，貝母、豆豉、炒蓬术、芒硝、犀角各二錢，煉蜜丸梧桐子大，每服二十丸。溫酒下。

治傳屍勞。服至一月愈。其餘勞瘦之疾，數服取效。治腸中熱，食前服；膈上熱，食後服。

勞瘵 **虎牙丸**　河車一具，洗淨，童便、酒煮爛；麝香五分，大川椒去合口并子，以黃草紙二重托之，熱爐內焙出汗，放地上，以砂盆蓋定一宿；虎頭關骨酒浸二宿，炙焦，各一兩半；

1　下：原無，據各方體例補。
2　斛：原作"解"，據文義，當爲"斛"之形誤，因改。

黃狗頭肉四兩，童便并酒煮爛；鹿茸酒炙，七錢半；桃仁去皮尖，秦艽、木香、阿膠炒，各半兩，鱉甲一枚，醋浸一宿，炙；安息香、生髮燒存性，各二錢。右爲末，以河車、狗肉杵爲丸，梧桐子大。每服七十丸，五更空心米飲下。午時又服之。

治[1]勞瘵，咳嗽聲啞，肉脫骨痿，殺下瘵蟲。

第三十三　打老兒丸

打老兒丸方　一名延壽丹。昔者西川有一丈人，名陳轉運，到於青城山下，見一婦人在高山上，望南行走如飛，約年三十餘歲，手執棒一條，趕一百歲老兒。轉運問婦人曰：因何打老兒？婦人答曰：是女子之孫，吾乃五百餘歲，老兒一百一十歲。是老兒不肯修煉服藥，所以打之。轉運下馬跪拜曰：願求此方，傳留救濟世人。因名爲打老兒丸。

石菖蒲　銅刀削去皮毛節，嫩桑枝條相拌蒸，曬乾，去桑枝不用。忌鐵。開心孔，補五藏，通九竅，明耳目，出音聲，除煩悶。久服輕身聰明，不忘、不迷惑，延年高志。

川牛膝　去蘆，用黃精自然汁浸漉，酒浸一宿，焙乾。補中續絕，壯陽益精，填骨髓，止髮白，除腰脊痛，久服輕身耐老。忌牛肉。

懷山藥　蒸出曬乾。

遠志　去心，甘草水浸一宿，曬乾，又浸曬。利九竅，益智慧，耳目聰明，不忘強志，倍力，益精陽。久服輕身不老，好顏色，延年。得茯苓良。

巴戟　枸杞子煎湯，浸一宿，去心，用酒浸一時許，撈起，與菊花同包，炭火焙黃色，去菊花不用。強筋骨，安五藏，補中增志，益氣，補五勞。

續斷　溫酒浸軟，去肉里筋。又以文火焙乾用[2]。地黃爲使。節節斷，皮黃皺者佳。補不足，調血脉，久服益氣力。

五味子　蜜水浸，銅刀劈作兩邊，去子，再以漿水浸一宿，焙乾用。補不足，強陰益精。蓯蓉爲使。

茯神　去皮心，搗細，於水盆內攪去浮者。調臟氣，伐腎邪，降肺火，開胃，益氣力，保神守中，久服安魂養神，延年不飢。忌醋及酸物，畏牡蠣、秦艽、龜甲、地榆，惡白斂。

楮實子　水浸三日，以杖攪沉者用，曬乾，酒浸一時許，取起，蒸二時辰，焙乾。益氣補

1　治：此下原爲小字，據本書體例改爲大字。
2　用：原作"曬"。據《證類本草》卷七"續斷"引"雷公"改。

虛勞，助腰膝，充肌膚，明目，久服不飢、不老、輕身。

山茱萸 溫水泡，浸軟，取肉慢火焙用。補腎氣，興陽道，堅陰莖，添精髓，閉精，止小便[1]利，暖腰膝，療耳鳴。久服輕身明目。

熟地黃 生者，柳木甑蒸之，攤令氣歇，以酒拌，再蒸。又出令乾，又拌蒸三四次。忌銅、鐵、蘿蔔。

肉蓯蓉 洗，用清酒浸一宿，刷去沙土、浮甲，劈破中心，去白膜二重，放飯上蒸一時辰許，再用酥炙黃用。主五勞七傷，補中，強陰益精，治絕陽不興及泄精。養五藏，久服輕身延年。

甘州枸杞子 去蒂。補內傷，大勞噓吸。強陰益精，久服堅筋骨，輕身不老明目。

小茴香 酒浸一宿，炒乾用。

杜仲[2] 去粗皮，酥炙去絲。

右各等分，酒打麵糊爲丸，梧桐子大，每服二十丸，空心溫酒下。或白湯亦可服。

治五勞七傷，陽事不舉，真氣衰弱，精神短少，不能行走，小便無度，眼目昏花，腰膝疼痛，兩腳麻冷，不能行立。

第三十四　益　母　丸
本方加減湯名四方，附於後[3]。

益母丸方 一名濟陰返魂丹。

益母草 八兩。一名茺蔚子。方粳，葉類火麻，對節而生。二種。三四五月，節間開紫花。白花者不用，可爲丹家之用。或端午日，或小暑日，俱可采，連根置透風處陰乾。忌鐵。《毛詩》曰：中谷有蓷。益母也。又云：臭穢，卽茺蔚也。

當歸 七錢。

赤芍 六錢。

南木香 五錢。

右爲細末，煉蜜丸如彈子大。每服一丸，好酒、童便各半鍾化下。或作小

---

1 便：此下有"暖"字，當衍，據《證類本草》卷十三"山茱萸"條刪。
2 杜仲：原脱。據打老兒丸原方組成及此後炮制法補此藥。
3 本方……附於後：據文義，此條注文與下之方名後注文互乙，今乙正并補附方數。

丸亦可。若倉卒求合,只生取益母草汁,入蜜少許,服之甚效。用此草,胎前無滯,産後無虛,故名益母。

治胎動不安,下血不止及腹痛,或作聲音。溫米飲下。

胎前一切難産,橫生不順,子死腹中,脹滿不下,心痛心悶,童便、酒下,或炒鹽湯化下。

經不調,好酒下,或四物湯下。

臨産并産後,各先用一丸,童便、酒化下,安魂定魄,氣血自然調順,諸病不生。又能破血止痛,養脉息,調經絡,易産如神。

産後胞衣不下,藏府虛羸,五心煩熱,敗血流入胞中,脹滿難出,好酒化下。

産後起臥不得安,眼前黑暗生花,或血熱口乾,煩躁而渴,心神昏瞶如見鬼,不思飲食。傷風發熱,手足麻痺,百節疼痛,薄荷湯下。

産後氣壅喘嗽,胸膈不利,惡心,口吐酸水,及四肢浮腫,兩脅刺痛,舉動無力,溫酒化下。

産後惡血未盡,留滯作塊,惡露上冲,腰腹作痛,大小便閉澀,中風吐逆,失音不語,不省人事,童便酒下。

産後寒熱往來,狀如瘧疾者,或腹痛,溫米飲、桂枝湯下。

産後痢,後重血瀉,棗湯下。

崩中下血,漏下不止,烏梅湯或糯米秦艽湯下。

赤白帶下,膠艾湯下。

乳癰,益母爲末,酒調塗乳上,一宿自瘥。或生搗爛敷上亦可。

小兒疳痢等疾,取葉以砂糖煮粥,食之取足,以瘥爲度,甚佳。飲汁亦可,皆效。

附:本方加減湯名治病

益母膏　卽本方去當歸、赤芍、木香,單以益母草,連根莖洗淨,用石臼、木杵搗爛,取汁,入砂鍋內,文武火熬成膏,如黑砂糖色爲度。入瓷罐內收貯。每服用二三匙,童便酒下。

治産前、産後諸病。又諸血病湯藥中加一匙,其效尤速。

四物益母丸　方用當歸酒洗、熟地各四兩,川芎、白芍各二兩,益母草八兩,香附四制八兩,吳茱萸湯泡二兩,右爲末,煉蜜丸如彈子大,每服一丸,空心酒化下。

治婦人經水不調,小腹有塊時痛。

八珍益母丸　即四君子湯合四物湯，加益母草煉蜜爲丸。

治女人氣血兩虛，脾胃俱弱，飲食少思，四肢無力，月經違期，或先期而至，或腰痛腹脹，緩而不至，或愆期不收，或斷或續，或赤白帶下，身作寒熱，罔不獲效。一月之後，即可受胎。虛甚者，用藥一觔受孕。脾胃虛寒者，加薑汁炒砂仁。腹中脹悶者，加山查肉，放飯上蒸，常服，加便制[1]香附。

八珍益母十全丸　即八珍湯加益母草、角沉香。方用益母草上半截爲細末、八兩，人參、白朮、白茯苓各一兩，俱放飯上蒸；甘草炙五錢，當歸二兩，酒洗；川芎五錢，熟地二兩，白芍醋炒一兩，沉香四錢。右爲極細末，煉蜜丸桐子大，空心蜜湯下九十丸，食乾果子壓之。不善吞者，化開服尤效。冬月酒下。

治女人經水不調，氣血兩虛，身體素弱，服此調理。當年而經不通者，服一料即通，不調者，服一月即調。婦人素不孕者，服一月即孕。胎前間用一服，則胎固而自安。凡妊娠微覺胎動可服之，隨一服自安。産後用一服，童便酒下，則無壅滯血暈之候。多服補虛治血，産後百病用之，極穩。

第三十五　蘇合香丸

本方合和湯名二方，附於後。

蘇合香丸方

白朮土炒　青木香　朱砂研、水飛　烏犀角鎊屑　沉香　訶黎勒煨、取皮　麝香　安息香用無灰酒熬膏　丁香　白檀香　蓽撥　香附子以上各二兩　龍腦研　薰陸香別研　蘇合香油，入安息膏内各一兩。

右爲極細末，入研藥匀和，安息香膏并煉白蜜丸如梧桐子大。每服四丸，老人小兒一丸：

治男婦中風，卒然昏倒不知人，或痰涎壅盛，咽喉作聲，或口眼歪斜等證，用薑汁白湯，或合青州白丸子下。

吳山甫曰：病人初中風，喉中痰塞，水飲難通，非香竄不能開竅，故集諸香以利竅；非辛熱不能通塞，故用諸辛熱爲佐使。犀角雖涼，涼而不滯；訶梨雖澀，澀而生津。世人用此方於初中風之時，每每取效。丹溪謂辛香走散真氣，

1　便制：此指童便炮制。

又謂腦、麝能引風入骨，如油入麵，不可解也。但可用之以救急，慎毋令人多服也。○附**青州白丸子**方：半夏去皮臍、生用，七兩；天南星生用，三兩；白附子生用，二兩；川烏頭去皮臍，生用，半兩。右搗羅爲細末，以生絹袋盛于井花水內，擺出。擺未出者，更以手揉之令出。如有渣，更研，再入絹袋擺盡爲度。放瓷盆中，日中曬，夜露至曉，棄水，別用井花水攪，又曬至來日早，再換新水攪。如此，春五日、夏三日、秋七日、冬十日，去水曬乾，候如玉片，碎研。以糯米粉煎粥清爲丸，如綠豆大。常服二十丸，生薑湯下。

大人、小兒傷風咳嗽，葱、薑汁、白湯下。破傷風，因皮肉曾有破傷處，風從瘡口入，其證項強，牙關緊急，狀如發痙，又似產後角弓反張，防風散調下。○附**防風散**：秦艽、獨活、麻黃、半夏、防風各二兩，升麻、防己、白术、石膏煆、白芍、黃芩、甘草、當歸、遠志、人參各一兩。

中寒，身體強直，口禁不語，或四肢戰掉，或洒洒惡寒、翕翕發熱，或卒然眩暈，身無汗者，酒調下。

中暑，面垢悶倒，昏不知人，冷汗自出，手足微冷，或吐或瀉，或喘或滿，切不可以冷水及用十分冷劑，合來復丹末，白湯調下。○**來復丹**方：硝石一兩，硫黃透明者一兩，共爲末，瓷器內微火炒，用柳箆攪。不可火太過，恐傷藥力。再研極細。太陰玄精石研飛一兩，五靈脂水澄過、去砂石曬乾，一兩；青皮、陳皮去白，各二兩。右爲末，醋糊爲丸如豌豆大。

傷暑自汗，手足厥冷，六和湯調下。○**六和湯**方：砂仁、半夏、杏仁去皮尖、人參、甘草炙，各一兩；赤茯苓、藿香、白扁豆、薑汁略炒、木瓜各二兩，香薷、厚朴薑制各四兩，用薑三片、棗一枚，煎。

傷暑，遂極飲以冷水，致暑毒留結心胸，精神昏憒，語言不出，香薷湯化下。蓋中傷暑毒，陽外陰內，隔絕不通。諸方皆用極香、極臭之物，能通竅故也。○**香薷湯**方：白扁豆炒、茯神、厚朴薑汁炒各一兩，香薷二兩，炙甘草半兩。

中氣，因七情內傷，氣逆爲病，痰潮昏塞，牙關緊急。但七氣皆能使人中，因怒而中尤多。中氣之狀，大略與中風同。用姜湯調下。

中惡，忽然手足厥冷，肌膚粟起，頭面青黑，精神不守；或錯言妄語，牙關緊急，姜湯調下。

鬼魅，溫酒下。

夢與鬼交，溫酒下。

霍亂，欲吐不吐，欲瀉不瀉，心腹纏擾，痛不可忍，上下不通，言語不定，先以鹽湯探吐，後以姜湯調吞來復丹。來復丹方，見本方中暑條[1]下。

霍亂吐瀉，胸痞腹疼，氣不升降，甚則手足厥逆，冷汗自出，或瀉而不吐，或吐而不瀉，或吐瀉不透，姜湯調下。

霍亂，因夏月多食瓜果，及飲冷乘風，以致食留不化，因食成痞，隔絕上下，遂成霍亂。六和湯倍藿香，煎湯下。○六和湯方見本方傷暑條下。

痢疾初發，不問赤白，里急後重，白湯化吞感應丸：○附**感應丸**方：百草霜二兩，丁香一兩半，杏仁肥大者，雙仁者不用，一百四十粒，湯浸一宿，去皮尖別研；白木香二兩半，川乾姜炮制一兩，肉豆蔻二十個，巴豆七十個，去心皮、膜，研細，出盡油如粉，共爲末。另用好蠟六兩，熔化作汁，以重綿濾去滓，以好酒一升，於銀石器內煮蠟熔數沸，傾出，候酒冷，其蠟自浮，取蠟四兩。凡修合，春夏用清油一兩，秋冬一兩半，於銚內熬，令末散香熟，下前蠟，同化作汁，就鍋內乘熱拌和藥末，爲丸如豆大。每服五七丸，加至十五丸，空心白湯下。

瀉而腹痛，有積或無積，五苓散加木香七分，或六和湯加木香五分，煎湯調下。○**五苓散**方：赤茯苓、白术、豬苓各一錢半，澤瀉二錢半、肉桂一錢。○六和湯方，見本方傷暑條下。

瀉而渴兼作，未透者，白湯化吞來復丹。○來復丹方，見本方中暑條下。

瘴瘧寒熱，兀兀欲吐不吐，胸膈痞悶，姜湯化下，出微汗。

痞、疝癖，白酒下。

腹痛，或因寒熱，或因暑濕，或因飲食飢飽，藿香正氣散加木香煎湯化下。○**藿香正氣散**方：大腹皮、白芷、紫蘇、茯苓各一兩，半夏、白术、陳皮去白、厚朴、桔梗各二兩，藿香三兩，甘草炙二兩半，姜、棗煎，去滓服。

腹痛游走心腹間，攻刺上下，隱若雷鳴。或已成積，或未成聚，以全蝎四個，劈開，煎湯調下。

乾腹痛，六和湯下。○六和湯方，見本方傷暑條下。

積冷心脾痛，及一切前後心痛，姜汁和酒下。

閃膣，跌撲損傷者，惡血停滯，酒下。

跌撲損傷，吐血，黑神散合小烏沉湯，童便調下。○**黑神散**方：黑豆炒去皮半升，熟地黃酒浸，當歸酒洗，肉桂、乾姜炒黑、甘草炙、芍藥、蒲黃各四兩。右爲末。○**小烏沉湯**方：烏藥去心十兩，甘草炙一兩，香附焙去皮二十兩。

1　條：原作"調"，乃"條"之音誤，因改。下同徑改。

惡血滲入胃中，以致吐血，黑神散合小烏沉湯，童便調下。

腳氣衝心痛，合萆麻子肉，搗貼足心。

治傳屍骨蒸勞瘵。

治丁腫。

治狐狸[1]等疾。

治產後中風。

小兒吐瀉驚疳，先以火焙此藥，然後用生薑、葱白自然汁化開，白湯下。

治小兒卒中惡毒，心腹刺痛。

小兒鎖肛，由胎中受熱毒壅盛，結於肛門，大小便不通，急用金銀玉簪，看其端的處，探入二寸許，以藥作條二寸，插入穀道中，糞出為度。

治小兒癇病，其候瞪眼直視，面目牽引，口噤流涎，腹脹，手足抽掣，似死似生，或聲或啞，或項背強直，四肢柔弱，時發時醒，以平和氣血藥調下。

附：本方合和湯名治病

吐瀉、黃疸 **萬安膏**　即本方合**平胃散**。治小兒吐瀉、黃疸。○平胃散方：蒼术八錢，厚朴、陳皮各五錢，甘草二錢。

中風、膈噎 **蘇青丸**　即本方合青州白丸。治中風。又治膈噎。○青州白丸方，見本方中風條下。

第三十六　牛黃清心丸

牛黃清心丸方

牛黃研，一兩二錢　麝香研　羚羊角末　龍腦研，各一兩　當歸去蘆　防風去苗、叉枝　黃芩　白术　麥門冬去心　白芍藥各一兩半　柴胡去苗，一兩二錢半　杏仁去皮尖并雙仁者，麩炒黃，別研　阿膠碎炒　大豆卷碎炒，各壹兩柒錢半　白茯苓去皮　桔梗　芎藭各一兩二錢半　肉桂去粗皮　蒲黃炒　神麴研，炒　人參去蘆，各二兩半　雄黃捌錢，飛研　甘草五兩　白斂　乾薑各柒錢半　犀角貳兩　金箔壹千貳百片，內四百片為衣　大棗一百枚，蒸熟，去皮核，研亂成膏　乾山藥柒兩

---

1 狐狸：古代指狐狸鬼魅所致恐怖狂癲、風邪惡怪一類的疾病。

右除棗、杏仁、金箔、二角及牛黃、腦、麝、雄黃四味外，爲細末，入餘藥共和勻，煉蜜同棗膏等爲丸，每丸一錢，用金箔爲衣，每服一丸，食後溫水化下。

治心志不足，神氣不定，驚恐顛狂，譫妄，虛煩少睡。

治心風怔忡，忘言失志。

治小兒諸風，狂亂驚癇，痰涎壅塞，精神昏瞶。

第三十七　抱　龍　丸

本方加減湯名一方，附於後。

抱龍丸方　抱者，保也；龍者，肝也。肝應東方木，木生火。謂我生者，父母也。肝爲心之母，母安則子安。況心藏神，肝藏魂，神魂既定，則驚從何生？故曰抱龍。

人參去蘆　茯苓各一錢半　天竺黃二錢半　麝香五分　牛黃二分　雄黃一錢半　姜蠶三分　鉤藤一兩半　辰砂一錢二分　牛膽南星八錢

右爲細末，用甘草四兩，煎膏，和丸芡實大。金箔爲衣，陰乾藏之。葱白煎湯，或薄荷湯下。

痰壅甚者，生薑湯下。

心悸不安，燈心湯入珍珠粉一分下。

治小兒諸驚。

治四時感冒。

治瘟疫邪熱，煩躁不寧。

治痰嗽氣急。

治痘初出熱甚，發驚，痰涎壅盛。

治痘後熱不除，忽作搐，小便清者可治，短少者不可治。

治痘後卒然喜睡，狀如眩暈，身無熱，口中無妄語，乃正氣未復，故邪退而喜睡。以此調理。

治痘後昏昧不識人。口中妄言如祟狀。此熱移於心胞絡也。以此調理。

治痘後多食脾弱，不能勝穀，調之。食蒸發搐，其人必潮熱，大便酸臭，秘、泄不調，或嘔吐腹痛者。

治痘後忽作癮疹，或再出膚疹而愈，後以此調理。

治小兒變蒸，身上溫溫壯熱，上唇頭起白泡珠，如魚目。耳、尻音蹯俱冷，目無光彩，微欲驚而不乳哺。輕則如此，重則脉亂，壯熱躁渴，夜啼，傷寒相似。或自汗盗汗。

附：本方加减湯名治病

五味抱龍丸方

天竺黃五錢。此竹內所生，如黃土，焚其竹而取之。廣東及廣西多有之　牛膽南星一兩　辰砂水飛　雄黃各一錢五分　麝香一錢

右爲極細末，甘草煎膏爲丸，如芡實大，燈心湯、薄荷湯，或薑葱湯下。

治小兒一切諸病。

第三十八　活　絡　丹

活絡丹方

白花蛇蘄州者，酒浸，焙　烏梢蛇酒浸，焙　麻黃去節　官桂去粗皮　羌活　川芎　甘草炙　草豆蔻　天麻　白芷　兩頭尖卽南白附子。去皮，酒浸，微炒　零陵香　黃連　熟地黃　黃芩　何首烏酒浸。忌鐵　大黃　木香各二兩　細辛　赤芍藥　没藥　淡竹葉　朱砂研，水飛　乳香另研　丁香　白殭蠶炒　虎骨酥炙　玄參忌銅　龜板　人參　烏藥　黑附子炮去皮臍　青皮　香附　茯苓　安息香另研　白术　白豆蔻　沉香　破故紙各一兩　松香　威靈仙酒浸　全蝎　乾葛　當歸各半兩　麝香　地龍去土　烏犀角各五錢　血竭　防風一兩　冰片一錢半

右爲極細末，煉蜜爲丸，重一錢五分，金箔爲衣。臨臥空心細嚼，溫酒、茶任下。一方無白花蛇、零陵香、黃連、地黃、虎骨、龜板、烏藥、安息、青皮、白蔻、故紙、茯苓、白术、松香。

治風濕諸痹，筋骨疼痛，口眼歪斜，半身不遂，行步艱難，筋脉拘攣。

頭痛，茶下。

卒中風，好酒下。

產後暗風，酒下。

破傷風，酒下。

第三十九　史國公藥酒

仙傳史國公浸酒良方

當歸三兩　虎脛骨酥炙　羌活　川萆薢　防風各二兩　秦艽去蘆,四兩　鱉甲醋炙,一兩　牛膝肉酒浸二兩　油松節槌碎,三兩　晚蠶沙炒,二兩　枸杞子五兩　乾茄根八兩,飯上蒸熟　蒼耳子槌碎,四兩　白术[1]去蘆,二兩　川杜仲薑酒炒,三兩。一方加白花蛇二兩。

右細剉,用無灰酒一大罈,將生綃袋盛藥,懸浸於酒内,封固,過十四日,將罈入鍋,懸空着水煮,令罈内滾響,取出埋入土内三日,去火毒。每開罈取酒,不可以面對罈口,恐藥氣冲傷人面目。每飲一盞,毋令藥力斷絶。飲盡病痊,將藥渣晒爲末,米糊丸桐子大,每服八十丸,空心溫酒下。忌食動風、辛熱之物。此藥可以常服。

治一切諸風、五痹,左癱右瘓[2],口眼喎斜,四肢冷痛,七十二般風,二十四[3]般氣,其效不可盡述。

1　白术:此前原有"加"字。據《醫方考》卷一"史國公藥酒",此字當衍,刪之。
2　左癱右瘓:原作"左瘓",據《古今醫統大全》"仙傳史國公浸酒方"改。
3　二十四:原作"一一四",據《古今醫統大全》"仙傳史國公浸酒方"改。

卷之九
用藥[1]目錄[2]

---

1 用藥:原無,據下文卷首題名補。
2 目錄:本卷目錄與正文差異甚大,所缺標題甚多,卻另有"傷寒用藥、雜病用藥、瀉火藥品、妊娠傷寒藥、治痰藥例、治風藥例、寒藥治例、治濕藥例、治燥藥例"諸目,故以下不逐條校勘。

用藥寒溫相得舊[1]論

傷寒用藥

雜病用藥

瀉火藥品

各經引使主治藥

妊娠傷寒藥

治痰藥例

治風藥例

寒藥治例

治濕藥例

治燥藥例

十八反

十九畏

妊娠禁

1　舊：原無，據正文補。

卷之九

用藥

秣陵求如王良璨玉卿氏編次

京口　　王化淳甫　　助梓

用藥寒溫相得舊論

麻黃得桂枝則能發汗。

芍藥得桂枝則能止汗。

黃耆得白术則止虛汗。

防風得羌活則治諸風。

蒼术得羌活則止身痛。

柴胡得黃芩則寒。

附子得乾薑則熱。

羌活得川芎則止頭痛。

川芎得天麻則止頭眩。

乾薑得天花粉則止消渴。

香薷得白扁豆則消暑。

黃芩得連翹則消毒。

桑白皮得蘇子則止喘。

杏仁得五味則止嗽。

丁香得柿蒂、乾薑則止呃。

乾薑得半夏則止嘔。

半夏得薑汁則回痰。

貝母得瓜蔞則開結痰。

桔梗得升麻則開提血氣。

枳實得黃連則能消心下痞。

枳殼得桔梗則能使胸中寬。

知母、黃柏得山梔則降火。

豆豉得山梔則治懊憹。

辰砂得肉棗則安神。

白术得黃芩則安胎。

陳皮得白术則補脾。

人參得五味、麥冬則生腎水。

香附得蒼术則開鬱結。

草果得山查則消肉食。

厚朴得腹皮則開膨脹。

神麯得麥芽則能消食。

烏梅得乾葛則消酒。

砂仁得枳殼則寬中。

木香得薑汁則散氣。

烏梅得香附則順氣。

芍藥得甘草則治腹痛。

吳茱萸得良薑則亦止腹痛。

乳香得没藥則止諸痛。

芥子得青皮則治脅痛。

黃芪得附子則補陽。

知母、黃柏得當歸則補陰。

當歸得生地則生血。

姜汁得京墨則止血。

紅花得當歸則治血。

歸尾得桃仁則破血。

大黃得芒硝則潤下。

皂莢得麝香則通竅。

訶子得肉果則止瀉。

木香得檳榔則治後重。

澤瀉得豬苓則能利水滲瀉,得白术則能收濕。

發汗用麻黃,無葱白不透。

吐痰用瓜蒂,無豆豉不涌。

去實熱用大黃,無枳實不通。

溫經用附子,無乾薑不熱。甚則以泥清水加葱白煎之。

竹瀝無薑汁,不能行經絡。

蜜導無皂角,不能通秘結。

非半夏、薑汁,不能止嘔吐。

非人參、竹葉,不能止虛煩。

非天花粉、乾葛，不能消渴、解肌。

非黃耆、桂枝，不能實表、止虛汗。

非茯苓、白术，不能去濕助脾。

非茵陳不能除黃疸。

非枳殼不能除痞滿。

非羌活不能治四時感冒身疼。

非乾薑、白术，不能燥太陰脾土寒濕。

非附子不能溫潤少陰腎水寒燥。

非芍藥、甘草，不能滋養厥陰肝木榮血。

非甘遂不能除水結在胸膈。

非射干不能除老血在心脾。

非凌霄花不能除血中之痛。

非瓜蔞根不能除心中枯渴。

非朱砂不能除心中之熱。

非天雄不能補上焦之陽虛。

非蓯蓉不能除莖中寒熱痛及腰痛與痢。

非玄參不能除空中氤氳之氣、無根之火。

非乾葛不能升陽生津、除脾虛作渴。

非升麻不能爲引用，能補脾胃。

非酒芩不能除上部積血。下利膿血稠黏，腹痛後重，身熱久不止者，與芍藥、甘草同用。

桔梗得牡蠣、遠志，療恚怒；得硝石、石膏，療傷寒。

砂仁與白檀、豆蔻爲使，則入肺；與人參、益智爲使，則入脾；與黃柏、茯苓爲使，則入腎；與赤石脂、白石脂爲使，則入大小腸。

當歸同人參、黃芪則補血；同牽牛、大黃則破血；從桂、附、蓯蓉則熱；從大黃、芒硝則寒。與酒蒸則治頭痛。

黃芩得厚朴、黃連，治腹痛；得五味、牡蒙、牡蠣，令人有子。得黃耆、白斂、赤小豆，療鼠瘻。

天門冬用人參、黃耆爲主，治血熱侵肺喘促。

麥門冬得人參、五味、枸杞，同爲生脉之劑；得地黃、麻仁、阿膠，潤經益血，復脉通心。

款冬花得紫菀、杏仁爲之使，治喘嗽。

厚朴與枳實、大黃同用，則瀉實滿；與陳皮、蒼术同用，則瀉濕滿；與解利藥同用，則治傷寒頭痛；與痢藥同用，則厚腸胃。

丁香與五味子、廣茂同用，則治奔豚。

枳實佐之以人參、乾姜、白术，則益氣；佐之以大黃、牽牛、芒硝，則破氣。

生姜與芍藥同用，溫經散寒；與大棗同用，益脾胃。

乾姜用生甘草緩之，則不耗散元氣以散里寒。與五味子同用溫肺，與人參同用溫胃。

紫石英得茯苓、人參、芍藥，療心中結氣。得天雄、菖蒲，共療霍亂。

牛黃得當歸、芍藥、白芷、川芎、丹皮、藁本、甘草，共療婦人。得決明、鯉魚膽、青羊肝，共療目。

白芍與白术同用則補脾，與川芎同用則瀉肝，與人參、白术同用則補氣。

豆豉得葱則發汗，得藍則發吐，得酒則治風，得薤則治痢，得蒜則止血，炒熱則止汗。

牡蠣以柴胡引之，去脅下硬；以茶引之，消結核；以大黃引之，除股間腫；地黃爲之使，能益精收澀，又止小便。

黃耆得防風，其功愈大。雖與防風相制，乃相畏而相使。

香附與巴豆同治泄瀉不止，又能治大便不通。

甘草熱藥用之緩其熱，寒藥用之緩其寒。

人參非升麻爲引用，不能補上升之氣。若補下焦元氣，瀉腎中火邪，茯苓爲之使。

蘇木與防風同用則去風。

陳皮有甘草則補肺，無甘草則瀉脾。

牽牛以氣藥引之則入氣分，以大黃引之則入血分。

滑石無甘草和之勿用。

熟附配麻黃，發中有補；生附配乾薑，補中有發。

隨證治病藥品

如頭痛須用川芎，如不愈各加引經藥。太陽頭痛，惡風寒，川芎爲主。少陽頭痛，脉弦，往來寒熱，柴胡爲主。陽明頭痛，自汗發熱，惡寒，白芷爲主。太陰頭痛，必有痰，體重，或腹痛，爲痰痛，半夏爲主。少陰頭痛，手三陰三陽經不流行而足寒氣逆，爲寒厥頭痛，細辛爲主。厥陰頭痛，頂痛，脉微浮緩，欲入太陽，川芎爲主。氣虛頭痛，黃耆爲主。血虛頭痛，當歸爲主。氣血俱虛頭痛，黃耆、當歸爲主。

頭頂巔痛，須用藁本。

肢節痛，須用羌活；去風濕亦用。

腹痛須用白芍，惡寒而痛，加桂；惡熱而痛，加黃柏。

心下痞，須用枳實、黃連。

肌熱及去痰者，須用黃芩。肌熱亦用黃耆。

腹脹，用姜制厚朴。一本有芍藥。

虛熱，須用黃耆；止虛汗亦用。

脅下痛，往來潮熱，日晡潮熱，用柴胡。

脾胃受濕，沉困無力，怠惰好臥，去痰，用白术。

破滯氣用枳殼，高者用之。夫枳殼者，損胸中至高之氣，二三服而已。

破滯血，用桃仁、蘇木。

補血不足，須用甘草。

去痰須用半夏。熱痰加黃芩，風痰加南星。胸中寒痰痞塞，用陳皮、白术，多用則瀉脾胃。

腹中窄狹，須用蒼术。

調氣須用木香。

補氣須用人參。

和血須用當歸。凡血受病者皆用。

去下焦濕腫及痛，并膀胱有火邪者，必須用酒洗防己、草龍膽、黃蘗、知母、蒼术。

去上焦濕及熱，須用黃芩。瀉肺火故也。

去中焦濕與痛熱，用黃連。瀉心火故也。又云：去濕與熱，須用黃芩、山梔爲主。

去滯氣用青皮，勿多服，多則瀉人真氣。

如渴者用乾葛、茯苓、黃芩，禁半夏。

如嗽者，用五味子。

如喘者用阿膠。

如宿食不消，須用黃連、枳實。

如胸中煩熱，須用梔子仁。

如水瀉，須用白术、茯苓、芍藥。

如氣刺痛，用枳殼，看何部分，以引經藥導使之行則可。

如血刺痛，用當歸，詳上下用根、梢。

如瘡痛不可忍者，用寒苦藥。如黃蘗、黃芩，詳上下用根、梢，及引經藥則可。

如眼痛不可忍者，用黃連、當歸根，以酒浸煎。

如小便黃者，用黃蘗。數者、澀者，或加澤瀉。

如腹中實熱，用大黃、芒硝。

如小腹痛，用青皮。

如莖中痛，用生甘草梢。

如驚悸恍惚，用茯神。

如飲水多，致傷脾，用白术、茯苓、豬苓。

如胃脘痛，用草豆蔻。

凡解利傷風，以防風爲君，甘草、白术爲佐。《經》云：辛甘發散爲陽。風宜辛散，防風味辛，及治風通用。故防風爲君，甘草、白术爲佐。

凡解利傷寒，以甘草爲君，防風、白术爲佐，是寒宜甘發也。或有別症，於前隨證治病藥內，選用分兩，以君臣論。

凡眼暴發赤腫，以防風、黃芩爲君以瀉火，以黃連、當歸根和血爲佐，兼以各經藥用之。

凡眼久病昏暗，以熟地、當歸根爲君，以羌活、防風爲臣，甘草、甘菊之類爲佐。

凡痢疾腹痛，以白芍藥、甘草爲君，當歸、白术爲佐。見血先後，以三焦熱論。

凡水瀉，以茯苓、白术爲君，芍藥、甘草爲佐。

凡諸風，以防風爲君，隨證治病爲佐。

凡嗽，以五味子爲君，有痰者以半夏爲佐，喘者以阿膠爲佐，有熱、無熱，以黃芩爲佐，但分兩多寡不同耳。

凡小便不利，黃蘗、知母爲君，茯苓、澤瀉爲佐。

凡下焦有濕，草龍膽、防己爲君，甘草、黃蘗爲佐。

凡痔漏，以蒼术、防風爲君，甘草、芍藥爲佐。詳別證加減。

凡諸瘡，以黃連、當歸爲君，甘草、黃芩爲佐。

凡瘧疾，以柴胡爲君，隨所發時所屬經分用引經藥佐之。

瘧久者，須用白豆蔻，以寒藥佐之。蓋豆蔻能消能磨，流行三焦，補上焦元氣。馨香之氣味，上行胃氣而自愈矣。治瘧全在水飲者，清瘀血，惟水飲所以作寒熱，瘀血所以增寒熱。寒熱不歇，爲瘧之母。有汗以挾正氣爲主，無汗以散邪氣爲主。在陰分須用紅花。方用二陳，加枳實、枳殼、豬苓、澤瀉、柴胡、黃芩、蒼术、麴、麥芽、山查、香附、木通、川芎、荆芥。有癖加三棱，無汗加青皮、紫蘇。有汗泄瀉加白术。暑毒加香薷。人壯氣實，加常山、草果。無內熱而里寒者，加肉桂、乾薑。

治 氣 藥 品

枳殼利肺氣，多服損胸中至高之氣。

青皮瀉肝氣，多服損真氣。

木香行中、下焦氣。

香附快滯氣。

陳皮瀉逆氣。

紫蘇散表氣。

厚朴瀉衛氣。

檳榔瀉至高之氣。

藿香之馨，上行胃氣。

沉香升降真氣。

腦、麝散真氣。

治喘藥品

老弱人久病氣虛而喘，宜阿膠、人參、五味子補之。

少壯新病氣實而喘，宜桑白皮、葶藶瀉之。

凡喘，氣虛短氣而促，不能相續，宜人參、黃耆補之。

喘嗽傷肺，須用阿膠。

食積壅滯氣喘，半夏、瓜蔞、山查、神麴、竹瀝、薑汁之類。

治血藥品

川芎，血中之氣藥。

當歸乃血中之主藥。

芍藥，陰分藥。

血滯者，桃仁、紅花、蘇木、血竭、丹皮。

血崩者，蒲黃、阿膠、地榆、百草霜、棕櫚灰之屬。

血痛者，乳香、沒藥、五靈脂、凌霄[1]花之屬。

血虛者，蓯蓉、鎖陽、牛膝、枸杞子、益母草、夏枯草、敗龜板之屬。

血燥者，乳酪、血液之屬。

血寒者，乾薑、肉桂之屬。

血熱者，生地、苦參之屬。

嘔血出於胃也，實者犀角、地黃、牡丹、芍藥之屬。

衄血出於肺也，犀角、升麻、梔子、黃芩、芍藥、生地、紫參、丹參、阿膠之屬。

咯、唾血出於腎，痰中帶血絲是也。天門、麥門、知母、貝母、桔梗、百部、黃柏、遠志、熟地黃之屬。

痰涎血出於脾也。乾葛、黃耆、當歸、芍藥、黃連、甘草、沉香之屬。

吐血，覺胸中氣塞，上吐紫血，桃仁、大黃、厚朴、枳殼、芒硝之屬。

血積瘀血，乾漆、桃仁、丹皮、榆皮之屬。甚者大黃、虻蟲、水蛭、瓦壟子、花蕊石之屬。

---

1 霄：原脫，據文義補。

治諸積藥品

食積，酸心腹滿，大黃、牽牛。甚者礞石之屬。

酒積酒癖，口乾目黃，乾葛、黃連、麥芽、神麯、硼砂、雄黃。甚者甘遂、牽牛之屬。

氣積，噫氣痞塞，木香、檳榔。甚者，枳殼、牽牛之屬。

治痰藥品

痰在四肢，非竹瀝不能達。

痰在脅下，非芥子不能除。

痰在皮裏膜外，非薑汁、竹瀝不能導。

熱痰火痰，用青黛、芩、連、天花粉，實者滾痰丸。

老痰，用海石、瓜蔞、貝母。

風痰，用南星、白附子。

濕痰，用白术、蒼术、半夏。

食積痰，用神麯、山查、麥芽。

酒痰，用天花粉、黃連、白术、神麯。

痰因火動逆上，治火爲先。白术、黃芩、石膏之屬。中氣不足，加蒼术。

痰結核在咽喉，咯唾不出，化痰藥加減，能軟堅之味，瓜蔞、杏仁、海石、連翹，佐以朴硝、薑汁。

海粉，熱痰能清，濕痰能燥，堅痰能軟，頑痰能消，可入丸藥，亦可入煎藥。

南星，治風痰、濕痰。

半夏，大治濕痰，喘氣，心痰。

石膏，墜痰火極效。

黃芩，治熱痰，假其下火也。

枳實，去痰有沖牆倒壁之功。

五倍子，能治老痰。

天花粉，治熱痰、酒痰。又治膈上熱痰。

玄明粉，治熱痰、老痰速效，能降火軟堅故也。

硝煆礞石，大能消痰結，降火，研細末，和白糖，置手心，舌舐服，甚效。

蒼术，治痰飲成窠囊，行痰極效。又治痰挾瘀血成窠囊。

痰積唾涕稠粘，半夏、瓜蔞之類。甚者吐之，瓜蒂之屬。

石城[1]，去痰積，滌洗垢膩有功。

礞石、海石，治痰積。

痰癖脅痛，厚朴、枳實，青皮、芒硝、澤瀉。甚者，甘遂、芫花。

涎積，咽如拽鋸，朱砂、膩粉、雄黃、明礬，甚者瓜蒂。

治火藥品

虛火宜補，參、术、生甘草之屬。

實火可瀉，黃連解毒之屬。

火急甚者，生甘草，兼瀉、緩。

補陰則火自降，炒柏、熟地之屬。

飲食勞倦，內傷元氣，爲陽虛之病，參、耆、甘草之屬。

陰微陽強，相火熾盛，爲陰虛之病，當歸、地黃之屬。

心火亢[2]極，鬱熱內實，爲陽強之病，大黃、朴硝之屬。

腎水受邪，真陰失守，無根之遊火熾，爲陰虛之病，生地、玄參之屬。

命門相火衰，爲陽脫之病，附子、乾薑之屬。

胃虛，過食冷物，遏鬱陽氣於脾土，爲火鬱之病，升麻、葛根、柴胡、防風之屬。

胸中煩熱，用梔子、黃連；虛熱，參、耆、麥冬、茯神、芍藥、竹葉、竹茹。

陰虛發熱，四物湯加炒柏、知母。爲丸，即坎離丸。甚者加龜板，兼氣虛加參、耆、术。

肥白人，火藥中必兼痰火藥，白术、茯苓、南星、半夏、滑石之屬。

瘦黑人有熱，必兼血藥，當歸、桃仁、牛膝之屬。

1　石城：“城”，原作“減”。藥無“石減”，當爲“石城”之誤。此藥燒草木灰淋取城汁而成。
2　亢：原誤作“元”，乃“亢”之形誤，據文義改。

陽虛則惡寒，參、耆之類，甚者加附子，以行參、耆之滯。

渴而小便不利，熱在上焦氣分，肺主之，宜茯苓、澤瀉、琥珀、燈心、通草、車前子、瞿麥、扁蓄之類，而清肺之氣，瀉其火，滋上源也。

不渴而小便不利，熱在下焦血分，腎與膀胱主之，宜知母、黃柏、滋腎丸之類，除其熱、瀉其閉塞，以滋膀胱腎水之下元也。

治 鬱 藥 品

心鬱，神氣昏昧，心胸微悶，主事健忘，當用黃連、菖蒲、香連丸之類。

肝鬱，兩脅微脹，或時刺痛，噯氣連連有聲，宜用青皮、川芎、吳茱萸、左金丸之類。○**左金丸**：黃連六兩、吳茱萸一兩，粥丸。

脾鬱：中脘微滿，生涎，少食，倦怠嗜臥，四肢無力，宜用青皮、蒼术、半夏、砂仁、神麴、越鞠丸之類。又云：憂鬱傷脾，不思飲食，炒黃連、酒芍、香附。○**越鞠丸**：蒼术、川芎、神麴、香附子、山梔子。

肺鬱：皮毛枯澀而不潤，咳嗽而無痰，宜用桔梗、瓜蔞、杏仁之類。

腎鬱：小腹微硬，腰腿重脹，精髓虧少，淋濁時作，不能久立，宜蒼术、茯苓、肉桂、小茴香、青娥丸之類。○**青娥丸**方：破故紙四兩、炒杜仲四兩、炒去絲，生薑二兩半，乾胡桃肉三十個，研入蜜丸。

膽鬱：口苦，身微潮熱往來，惕惕然，如[1]人將捕之。宜竹茹、生薑、溫膽湯之類。○**溫膽湯**：即二陳加枳實、生薑、竹茹。

氣鬱：胸脅痛，脈沉澀，木香、青皮、香附爲君，撫芎、橘葉爲臣，檳榔、厚朴爲佐使。

血鬱：四肢無力，能食，便紅，脈沉，桃仁、丹皮爲君，玄胡爲佐使。

痰鬱：動則喘，寸口脈沉滑，海石、瓜蔞爲君，南星、貝母爲臣，香附、陳皮、玄明粉爲佐使。

食鬱：噯酸腹飽，不能食，人迎脈平和，氣口脈緊盛，神麴、砂仁、麥芽爲君，山查子、香附子爲臣，生薑、甘草爲佐，陳皮、半夏爲使。

濕鬱：周身走痛，或關節痛，遇陰寒則發，脈沉細，蒼术、茯苓爲君，羌活、

---

1 如：原脫，據《丹溪心法》卷四"驚悸怔忡"引"戴云"補。

川芎爲臣，茵陳、豬苓爲佐使。

熱鬱：瞀悶，小便赤，脉沉數，黃連、山栀子爲君，青黛、條芩爲臣，甘草、乾葛爲佐使。

飲食傷藥品

肉傷，山查子。

粉麵傷，神麴、麥芽。

生冷肉食、果子傷，草果、砂仁、青皮、枳實。

酒食傷，葛根、紫蘇、砂仁、烏梅、枳實。

食後感寒、宿食不消，丁香、砂仁、蓽澄茄。

食不消，枳實、神麴；壯熱，黃連、枳實消導之。弱者，白术、陳皮、山查、麥芽、神麴，補而瀉之。

諸 積 藥 品

水積：足脛腫，商陸、澤瀉。甚者甘遂、牽牛、蝸梢。

茶癖：乾薑、吳茱、川椒、薑黃、芝麻之類。

癖積兩脅，脹滿刺痛，三棱、莪术之類。

米穀積：麥芽、神麴、砂仁、雞內金。

肉積：硇砂、水銀、阿魏、山查、硝石。

五菜積：丁香、桂、麝。

粉麵積：蘿蔔子，薑酒下。

魚鱉積：紫蘇、陳皮、乾薑、木香、橄欖。

九蟲積：腹中不時作塊痛，面青，口吐清水，雄黃、錫灰、蕪荑、雷丸、石榴根、榧子實。

諸積塊痃癖：海石、三棱、莪术、香附子。俱醋炒。

痰積，食有塊，石灰能消化之。

藏府瀉火藥品

黃連瀉心火，梔子佐之。

木通瀉小腸火。

黃芩瀉肺火，梔子、桑白皮佐之。

黃芩瀉太陽火。

柴胡瀉肝火，黃連、川芎佐之。

柴胡瀉膽火，黃連佐之。

白芍瀉脾火。

石膏瀉胃火。

知母瀉腎火。

黃柏瀉膀胱火。

柴胡瀉三焦火，黃芩佐之。

連翹瀉六經之邪火。

玄參瀉無根之遊火。

青黛瀉五藏之鬱火。

人中白瀉肝火。

黃柏加鬱金，大能瀉膀胱之火，又降隱伏之龍火。

妊娠傷寒藥品

發熱惡寒，不離桂枝、芍藥。

往來寒熱，不離柴胡、前胡。

大渴，不離知母、石膏、五味子、麥門冬。

大便泄，不離桂、附、乾薑、白术。

大便燥結，不離大黃、黃芩。

月經適來適斷，不離小柴胡。

胎不安，不離人參、阿膠、白术、黃芩。

發汗，不離豆豉、生薑、麻黃、旋覆花。

頭痛，不離石膏、山梔、前胡。

傷暑頭痛，不離甘草、石膏。

滿悶，不離枳實、陳皮。

胎氣不安，不離人參、麥門冬、黃芩。

發斑，不離黃芩、梔子、升麻。

妊娠服藥禁

蚖、斑[1]、水蛭、䗪蟲、虻蟲、烏頭、附子、側子、天雄、野葛、水銀、蔄茹、巴豆、牛膝、薇銜、薏苡、蝟皮、蜈蚣、三棱、代赭、芫花、麝香、大戟、蚱蟬、蛇蛻、牛黃、雌黃、雄黃、硫黃、牙硝、芒硝、鬼箭、茵草、牡丹、桂、槐花、紅花、桃仁、牽牛、皂角、瞿麥、乾薑、乾漆、通草、半夏、南星、厚朴、檽根、茜根、赤箭、蘇木、麥蘗、葵子、常山、錫粉、砒石、石蠶、硇砂、蟹甲、螻蛄、蜥蜴、地膽、蜘蛛、茅根、蠐螬、躑躅、芫青、葛上亭長、烏喙、藜蘆、飛生樗雞、兔肉、犬肉、驢肉、羊肝、衣魚、鯉魚、蛤蟆、鰍、鱔、龜、鱉、生薑、小蒜、雀肉、馬刀。

十 八 反

本草明言十八反，逐一從頭説與君。人參芍藥與沙參，細辛玄參及苦參。
紫參丹參前藥并，一見藜蘆便殺人。白及白斂并半夏，瓜蔞貝母五般真。
莫見烏頭與烏喙，逢之一疾反如神。大戟芫花并海藻，甘遂已上反甘草。
若還吐蟲用翻腸，尋常用之都不好。蜜蠟莫與葱相睹，石決明休見雲母。
藜蘆莫把酒來浸，人若犯之都是苦。

十 九 畏

硫黃原是火之精，朴硝一見便相爭。水銀莫與砒霜見，狼毒最怕蜜陀僧。
巴豆性烈最爲上，便於牽牛不順情。丁香莫與鬱金見，牙硝難合京三棱。

1　斑：原作“蝌”，無此字，即“斑”字，斑蝥簡稱。

川烏草烏不順犀[1]，人參又忌五靈脂，官桂善能調冷氣，石脂相見便蹺蹊。大凡修合看逆順，炮爁炙煿要精微。

各經引使主治藥

小腸與膀胱太陽經：藁本、羌活；下，黃柏。小腸腑 氣，小茴；血，玄胡索；寒，大茴香、川烏；熱，赤茯苓。膀胱腑 氣，人參、益智；血，肉桂、生地黃；寒，川椒、大茴；熱，滑石、山梔仁。

胃與大腸陽明經：葛根、白芷、升麻。下。石膏。胃腑 氣，人參、白术；血，當歸、牡丹皮；寒，乾薑、胡椒、丁香；熱，石膏、黃連。大腸腑 氣，枳殼、木香、檳榔；血，地榆、桃仁；寒，乾薑、肉豆蔻；熱，黃連、槐角子。

三焦與膽少陽經：柴胡、川芎。下，青皮。膽腑 氣，人參、青皮；血，當歸、川芎；寒，乾薑、半夏、木香；熱，竹茹、山梔。

肺手太陰經：升麻、白芷、葱白。肺藏 氣，人參、黃耆、桑白皮、杏[2]仁、蘇子；血，當歸、熟地、阿膠、蒲黃；寒，乾薑、生薑；熱，黃芩、石膏、天門冬、竹葉。

脾足太陰經：升麻、酒芍藥。脾藏 氣，人參、黃耆、白术、木香、藿香、砂仁；血，當歸、人參、白芍；寒。乾薑、砂仁、附子；熱，甘草、白芍。

心手少陰經：獨活、細辛。心藏 氣，人參、麥門冬、石菖蒲；血，當歸、生地、肉桂；寒，附子、天雄、桂；熱，黃連、朱砂、犀角、牛黃、甘草。

腎足少陰經：獨活、肉桂。腎藏 氣，附子、川椒、大茴；血，熟地、桂、枸杞、杜仲；寒，同氣藥；熱，黃柏、知母、地骨皮。

肝與心胞絡厥陰經：柴胡、川芎；下，青皮。肝藏 氣，木香、青皮、吳茱萸、香附；血，芍藥、生地、川芎；寒，木香、桂；熱，柴胡、山梔、黃連、龍膽草。心胞絡 氣，香附；血，川芎；寒。附子；熱，黃連。

---

1 犀：原作"犀"，據《珍珠囊補遺藥性賦》改。
2 杏：原脫，據文義補。

卷之十

諸賢論目錄[1]

陰陽論

血榮氣衛論

氣論

血論

痰論

火論

脾胃勝衰論

　　火不能生土方、瀉心火亢盛方、所勝妄行方、所生受病方、所不勝乘之方

又論

　　補脾胃瀉陰火升陽湯方

卷 之 十

諸 賢 論

秣陵求如王良璨玉卿氏集著

東粵　　溫迪元敏之氏助梓

陰陽論 《素問》

帝曰：陰陽者，天地之道也，萬物之綱紀，變化之父母，生殺之本始，神明之府也。治病必求於本，故積陽爲天，積陰爲地。陰靜陽躁，陽生陰長，陽殺陰藏。陽化氣，陰成形。天地者，萬物之上下也；陰陽者，血氣之男女也；左右，陰陽之道路也；水火者，陰陽之徵兆也；陰陽者，萬物之能始也。故曰：陰在內，陽之守也；陽在外，陰之使也。《陰陽應象大論》

清陽爲天，濁陰爲地。地氣上爲雲，天氣下爲雨；雨出地氣，雲出天氣。故清陽出上竅，濁陰出下竅。清陽發腠理，濁陰走五藏。清陽實四肢，濁陰歸六府。水爲陰，火爲陽。陽爲氣，陰爲味。味歸形，形歸氣，氣歸精，精歸化。形食味，故味歸形；氣養形，故形歸氣。精食氣，故氣歸精；精化生，故精歸化。精食氣，形食味，化生精，氣生形。

陰味出下竅，陽氣出上竅。味厚者爲陰，薄爲陰之陽；氣厚者爲陽，薄爲陽之陰。味厚則泄，薄則通；氣薄則發泄，厚則發熱。壯火之氣衰，少火之氣壯。壯火食氣，氣食少火；壯火散氣，少火生氣。氣味辛甘發散爲陽，酸苦涌泄爲陰。《陰陽應象大論》

陽氣者，若天與日，失其所則折壽而不彰。故天運當以日光明，是故陽因而上，衛外者也。陽氣者，一日而主外。平旦人氣生，日中而陽氣隆，日西而陽氣已虛，氣門乃閉。是故暮而收拒，無擾筋骨，無見霧露。反此三時，形乃困薄。《生氣通天論》

陰中有陰，陽中有陽。平旦至日中，天之陽，陽中之陽也。日中至黃昏，天之陽，陽中之陰也。合夜至雞鳴，天之陰，陰中之陰也。雞鳴至平旦，天之陰，陰中之陽也。故人亦應之。夫言人之陰陽，則外爲陽，內爲陰；言人身之陰陽，則背爲陽，腹爲陰。言人身藏府中之陰陽，則藏爲陰，府爲陽。肝、心、脾、肺、腎，五藏皆爲陰，膽、胃、大腸、小腸、膀胱、三焦、六府皆爲陽，所以欲知陰中之陰，陽中之陽者，何也？爲冬病在陰，夏病在陽，春病在陰，秋病在陽。皆視其所在爲施鍼石也。故背爲陽，陽中之陽，心也；背爲陽，陽中之陰，肺也。腹爲陰，陰中之陰，腎也；腹爲陰，陰中之陽，肝也；腹爲陰，陰中之至陰，脾也。此皆陰陽、表里、內外、雌雄相輸應也。故以應天之陰陽也。《金匱真言論》

天氣通於肺，地氣通於嗌，風氣通於肝，風生木。雷氣通于心，雷象火之有聲。穀氣通于脾，穀空虛，脾受納。雨氣通於腎。

六經爲川，腸胃爲海，九竅爲水注之氣。九竅之氣，流通不滯，猶水之流注也。以天地爲之陰陽，陽之汗，以天地之雨名之；陽之氣，以天地之疾風名之。暴氣象雷，風雷，陽也。人之暴逆之氣，奔迫喘喝，亦象風雷之象也。逆氣象陽。寒極生熱，熱極生寒。寒氣生濁，熱氣生清。清氣在下，則生飧泄；濁氣在上，則生䐜脹。此陰陽反作，病之逆從也。

天不足西北，故西北方陰也，而人右耳目不如左明也。地不滿東南，故東南方陽也，而人左手足不如右強也。曰：何以然？曰：東方，陽也。陽者其精并於上。并於上，則上明而下虛，故使耳目聰明，而手足不便也。西方，陰也。陰者其精并於下。并於下，則下盛而上虛，故其耳目不聰明而手足便也。故俱感於邪，其在上則右甚，在下則左甚。此天地陰陽所不能全也，故邪居之。《陰陽應象大論》

陰者，藏精而起亟也；陽者，衛外而爲固也。陰不勝其陽，則脉流薄疾，并乃狂；陽不勝其陰，則五藏氣爭，九竅不通。凡陰陽之要，陽密乃固。兩者不和，若春無秋，若冬無夏。因而和之，是謂聖度。故陽強不能密，陰氣乃絕；陰平陽秘，精神乃治。陰陽離決，精氣乃絕。《生氣通天論》

血榮氣衛論

人之一身，所以得全其性命者，氣與血也。蓋氣取諸陽，血取諸陰。人生之初，具此陰陽，則亦具此血氣。血氣者，乃人身之根本。夫[1]血何以爲榮？榮行脉中，滋榮之義也。氣何以爲衛？衛行脉外，護衛之義也。然則榮與衛，豈獨無所自來哉？曰：人受穀氣於胃，胃爲水穀之海，灌漑經絡，長養百骸，而五臟六腑皆取其氣，故清者爲榮，濁者爲衛。榮衛二氣，周流不息。一日一氣，脉行五十度。平旦以來，復會於氣口，所謂陰陽相貫，如環之無端則是。二氣者，常相隨而不相離也。夫惟血榮氣衛常相流通，則何病之有。一有窒礙，百病由此而生。

1　夫：原作“乎”，據文義，此當爲同音之“夫”字，因改。

故氣之爲病，發爲怒、喜、悲、恐、寒、熱、驚、思、勞、聚，而爲積痞、疝瘕、癥癖。上爲頭旋，中爲五膈，下爲臍間動氣。或喘促，或咳噫。聚則中滿，逆則足寒。凡此諸疾，氣使之然也。

血之爲患，其妄行則吐衄，其衰凋則虛勞。蓄之在上，其人亡；蓄之在下，其人狂。逢寒則筋不榮而攣急，挾熱則毒内瘀而發黃。在小便者爲淋痛，在大便者爲腸風。其於婦人月事進退，漏下崩中，病症猶不一。凡此諸疾，皆血使之然也。

夫血者，譬則水也；氣者，譬則風也。風行水上，有血氣之象也。蓋氣者血之帥[1]也，氣行則血行，氣止則血止。氣溫則血滑，氣寒則血凝。氣有一息之不運，則血有一息之不行。病出於血，調其氣猶可以導達病原於氣。區區調血，又何加焉？故人之一身，調氣爲上，調血次之，是亦先陽而後陰之義也。若夫血有敗瘀，滯泥乎諸經，則氣之道路未免有所壅遏。又當審所先而決去之。《經》所謂先去其血，而後調之，又不可不通其變矣。然調氣之劑，以之調血而兩得；調血之劑，以之調氣[2]則乖張。如木香，如官桂，如細辛，如厚朴，以至烏藥、香附、莪术、三棱之類，治氣可也，治血亦可也。若以當歸、地黃輩論之，施之血證，無以逾此。然其性纏滯，有虧胃氣。胃氣既虧，則五臟六腑之氣亦餒矣。善用藥者，必酌其輕重而佐助之。

氣　論

夫天地之氣，常則安，變則病，而況人稟天地之氣，五運迭侵於外，七情交戰於中，是以聖人嗇氣，如持至寶；庸人投物而反傷太和。此軒岐所以論諸痛皆因於氣，百病皆生於氣，遂有九氣不同之説。氣本一也，因所觸而爲九：怒、喜、悲、恐、寒、熱、驚、思、勞也。其言曰：怒則氣逆，甚則嘔血及飧泄，故氣逆上矣。喜則氣和志達，榮衛通利，故氣緩矣。悲則心系急，肺布葉舉而上焦不通，榮衛不散，熱氣在中，故氣消矣。恐則精卻，卻則上焦閉，閉則氣還，還則下焦脹，故氣不行矣。寒則腠理閉，氣不行，故氣收矣。熱則腠

1　帥：原作“師”，據《仁齋直指方論》改。
2　氣：原作“之”，據上文文義改。

理開，榮衛通，汗大出，故氣泄矣。驚則心無所倚，神無所歸，慮無所定，故氣亂矣。勞則喘息汗出，內外皆越，故氣耗矣。思則心有所存，神有所歸，正氣留而不行，故氣結矣。凡見喜、怒、悲、思、恐之證，皆以平心火爲主。至於勞者，傷於動。動便屬陽。驚者駭於心，心便屬火，二者亦以平心火爲主。捍衛冲和，不息之謂氣；擾亂妄動，變常之謂火。氣本屬陽，反勝則爲火矣。五志過極，皆爲火也。若香辛燥熱之劑，但可劫滯氣，衝快于一時。以其氣久抑滯，借此暫行開發之意。《內經》雖云“百病皆生於氣”，以正氣受邪之不一也。

今七情傷氣，鬱結不舒，痞悶壅塞，發爲諸病，當詳所起之因，滯於何經，上下部分藏氣之不同，隨經用藥，有寒熱溫涼之同異。若枳殼利肺氣，多服損胸中至高之氣；青皮瀉肝氣，多服損真氣，與夫木香之行中下焦氣，香附之快滯氣，陳皮之泄逆氣，紫蘇之散表氣，厚朴之瀉衛氣，檳榔之泄至高之氣，藿香之馨上行胃氣，沉香之升降真氣，腦、麝之散真氣。若此之類，氣實所宜。其中有行散者，有損泄者，其過劑乎用之，能卻氣之標而不能制氣之本，豈可又佐以燥熱之藥，以火濟火混同，謂治諸氣使之，常多服可乎？氣之與火，一理而已。動靜之變，反化爲二。丹溪曰：氣有餘便是火。

血　論

劉宗厚曰：《經》云：榮者水穀之精也。和調五臟，洒陳六府，乃能入於脉也。源源而來，生化于脾，總統于心，藏受于肝，宣布于肺，施泄于腎，灌溉一身。目得之而能視，耳得之而能聽，手得之而能攝，掌得之而能握，足得之而能步，臟得之而能液，府得之而能氣。是以出入升降，濡潤宜通者，由此使然也。注之於脉，少則澀，充則實，常以飲食日滋，故能陽生陰長，取汁變化而赤爲血也。生化旺，則諸經恃此而長養。衰耗竭則百脉由此而空虛。故曰：血者，神氣也。持之則存，失之則亡。是知血盛則形盛，血弱則形衰。神靜則陰生，形役則陽亢。陽盛則陰必衰。又何言陽旺而生陰血也？蓋謂血氣之常，陰從乎陽，隨氣運行於內。苟無陰以羈束，則氣何以樹立？故其致病也易，調治也難。以其比陽常虧而又損之，則陽易亢、陰易乏之論，可以見矣！

　　諸經有云：陽道實，陰道虛。陽道常饒，陰道常乏。陽常有餘，陰常不足。以人之生也，年至十四經行，年至四十九而經斷。可見陰血之難成易虧如此。陰氣一傷，所變之證，妄行於上則吐衄，衰涸於外則虛勞；妄行於下則便血，稍入膀胱則癃閉溺血，滲透腸間則爲腸風，陰虛陽搏，則爲崩中。濕蒸熱瘀，則爲滯下。熱極腐化，則爲膿血。火極似水，血色紫黑。熱勝於陰，發爲瘡瘍。濕滯於血，則爲痛癢。癍疹凝澀皮膚，則爲冷痹。蓄之在上，則人喜忘；蓄之在下，則人喜狂。墮恐跌僕，則瘀惡内凝。

　　夫川芎，血中氣藥也，通肝經，性味辛散，能行血滯於氣也。地黃，血中血藥也，通腎經。性味甘寒，能生真陰之虛也。當歸分三治，血中主藥也。通肝經，性味辛溫。全用能活血，各歸其經也。芍藥，陰分藥也。通脾經。性味酸寒。能和血，治血虛腹痛也。若求陰藥之屬，必於此而取則焉。

　　輔佐之屬，若桃仁、紅花、蘇木、血竭、牡丹皮者，血滯所宜。蒲黃、阿膠、地榆、百草霜、棕櫚灰者，血崩所宜。乳香、沒藥、五靈脂、凌霄花者，血痛所宜。蓯蓉、鎖陽、牛膝、枸杞子、益母草、夏枯草、敗龜板者，血虛所宜。乳酪，血液之物，血燥所宜。乾薑、桂者，血寒所宜。生地黃、苦參，血熱所宜。正治大略不過如此。

　　若夫天門冬、麥門冬，治肺腎二經之吐血也。阿膠、鬱金、黃芩、茅花灰，治肺經之吐衄血也。黃柏、知母、玄參、地黃，治腎經之吐衄血也。柏葉、石蓮、柏子仁、棕櫚灰，治心經之吐衄血也。青皮、黃連、苧麻灰，治肝經之吐衄血也。白芍、术、黃連、乾葛，治脾經之吐衄血也。飲食倍，瘀而成血者，平胃散加山查、神麴、黃連清之、消之。酒傷胃口，吐衄血者，葛花解醒湯解之。濕毒兼風邪下陷者，胃風湯、平胃散加減，防風、羌活舉之。結陰血與陰盛格陽吐衄血，脉候按之不鼓者，乾薑、附子溫之。跌撲[1]損傷吐衄血者，蘇木、桃仁、紅花、大黃，各加引經藥逐之。先痰嗽，後吐血者，半夏二陳湯加諸痰藥清之。熱毒下血者，胡黃連、槐花涼之。犀角能消實血，血虛者反受其禍。瘀血家與跌撲，服童便加酒能消。咳血者，嗽出痰内有血者也。嘔血者，嘔全血者也；咯血者，每咳出血疙瘩也。衄血者，鼻中出血也。溺血者，小便血。下血者，大便血。名雖不同，同是熱證。

1　撲：原作"蹼"，不通，據文義改。本段下一"撲"字亦同此誤，徑改。

痰　論

痰在人身，非血非氣。生於脾土，謂之津液。周流運用，血氣由之，如道路然，不可無者。濕盛痰多，加以外感，固滯於中，斯爲患耳。痰不盛者，有感亦輕。風寒客之，煽以相火，則上攻心目，而爲暗風痰厥。暑濕乘之，血氣相着，附於筋骨，而爲腫毒癰患。又有心風者，何也？蓋心爲君火，因怒發之。相火助盛，痰動於中，脅[1]氣上攻，迷其心竅，則爲狂爲癲。所怒之事，膠固於心，輒自言談，失其條序，謂之心風。與風何干也！若痰不盛者，則有感亦輕。初在皮膚，以傳經絡。若是治療依時，或汗或下，由是解矣。凡有怪證，莫不由斯。

痰本津液，因熱而成。隨氣升降，無處不到，以爲病多也。若夫寒濕熱三者，易治；風、燥、老三痰難治。分而治焉，寒者溫之，濕者燥之，熱者清之，風者散之，燥者潤之，老者軟之。總而治焉，用人參、甘草補脾，半夏、白术燥濕；陳皮、青皮利氣；茯苓、澤瀉滲水，是舉其綱也。如寒痰，加附子、姜、桂；濕痰，加蒼术、厚朴；食積痰，加神麴、麥芽、山查；熱痰，加黃芩、黃連、梔子；風痰，加南星、皂角；燥痰，加瓜蔞、杏仁；鬱痰，加枳殼、香附；老痰，加以海石、芒硝，是張其目也。雖然，又有挾虛者，不可不加補藥也。如挾氣虛，四君；血虛，四物；脾虛，六君；腎虛，六味。

火　論

火之爲病，其害甚大，其變甚速，其勢甚彰，其死甚暴。君火猶人火也，相火猶龍火也。火性不妄動，能不違于道，常以稟位聽命，運行造化，生存之機矣。夫人在氣交之中，多動少靜。欲不妄動，其可得乎？故凡動者，皆屬火化。火一妄行，元氣受傷，勢不兩立。偏勝則病移害他經。事非細故，動之極也，病則死矣。《經》所謂“一水不勝二火”之火，出於天造。君相之外，又有厥陽臟腑之火，根於五志之內，六欲七情激之，其火隨起。蓋大怒則火起於肝，醉飽則火起于胃，房勞起於腎，悲哀動中則火起於肺。心爲君主，自焚則死。

1　脅：《古今醫鑒》卷七“癲狂”作“挾”，亦通。

君火者，心火也。可以濕伏，可以水滅，可以直折，惟黄連之屬可以制之。相火者，龍火也，不可以水濕折之，從其性而伏之，惟黄柏之屬可以降之。

噫！瀉火之法，豈止如此！虛實多端，不可不察。以臟氣司之，如黄連瀉心火，黄芩瀉肺火，芍藥瀉脾火，柴胡瀉肝火，知母瀉腎火，此皆苦寒之味，能瀉有餘之火耳。若飲食勞倦，内傷元氣，火不兩立，爲陽[1]虛之病，以甘溫之劑除之，如黄芪、人參、甘草之屬。若陰微陽强，相火熾盛，以乘陰位，日漸煎熬，爲血虛之病，以甘寒之劑降之，如當歸、地黄之屬。若心火亢極，鬱熱内實，爲陽强之病，以鹹寒之劑折之，如大黄、芒硝之屬。若腎水受傷，真陰失守，無根[2]之火，爲陰虛之病，以壯水之劑制之，如生地、玄參之屬。若右腎命門火衰，爲陽脱之病，以溫熱之劑濟之，如附子、乾薑之屬。若胃虛過食冷物，抑遏陽氣於脾土，爲火鬱之病，以升散之劑發之，如升麻、葛根之屬。

脾胃勝衰論

胃中元氣盛，則能食而不傷，過時而不飢。脾胃俱旺，則能食而肥。脾胃俱虛，則不能食而瘦。或少食而肥，雖肥而四肢不舉，蓋脾實而邪氣盛也。又有善食而瘦者，胃伏火邪於氣分則能食。脾虛則肌肉削，即食㑊也。叔和云“多食亦肌虛”，此之謂也。

夫飲食不節則胃病，胃病則氣短、精神少而生大熱。有時而顯火上行，獨燎其面。《黄帝鍼經》云：面熱者，足陽明病。胃既病，則脾無所稟受。脾爲死陰，不主時也，故亦從而病焉。形體勞役則脾病，脾病則怠惰嗜臥，四肢不收，大便泄瀉。脾既病，則與胃不能獨行津液，故亦從而病焉。大抵脾胃虛弱，陽氣不能生長，是春夏之令不行，五藏之氣不生。脾病則下流乘腎，土克水，則骨乏無力，是爲骨蝕，令人骨髓空虛，足不能履地，是陰氣重疊，此陰盛陽虛之證。《大法》云：汗之則愈，下之則死。若用辛甘之藥滋胃，當升當浮，使生長之氣旺。言其汗者，非正發汗也，爲助陽也。

夫胃病其脉緩，脾病其脉遲。且其人當臍有動氣，按之牢若痛。若火乘

1　陽：原字作“陰”，今據《古今醫統大全》卷二十“火證門”，確定此字爲“陽”之異寫。下同徑改。
2　根：原作“述”，義不明。據《古今醫統大全》卷二十“火證門”改。

土位，其脉洪緩。更有身熱、心中不便之證，此陽氣衰弱，不能發生，不當于五藏中用藥法治之，當從《藏氣法時論》中升降浮沉補瀉法用藥耳。如脉緩，病怠惰嗜臥，四肢不收，或大便泄瀉，此濕勝，從平胃散。若脉弦氣弱，自汗，四肢發熱，或大便泄瀉，或皮毛枯槁，髮脱落，從黃芪建中湯。脉虛而血弱，於四物湯中摘一味，或二味，以本顯證中加之。或真氣虛弱，及氣短脉弱，從四君子湯。或渴，或小便閉澀，赤黃多少，從五苓散法，摘一二味，加正藥中。

已上五藥[1]，當於本證中隨所兼見證加減。假令表虛自汗，春夏加黃芪，秋冬加桂。如腹中急縮，或脉弦，加防風；急甚加甘草。腹中窄狹，或氣短者，亦加之。腹滿氣不轉者勿加。雖氣不轉而脾胃中氣不和者，勿去，但加厚朴以破滯氣，然亦不可多用，於甘草五分中加一分可也。

腹中劣悶，此非腹脹，乃散而不收，可加芍藥收之。如肺氣短促，或不足者，加人參、白芍藥。中焦用白芍藥，則脾中升陽，使肝膽之邪不敢犯也。腹中窄狹及縮急者去之，及諸酸澀藥，亦不可用。腹中痛者，加甘草、白芍藥。稼穡作甘，甘者己也。曲直作酸，酸者甲也。甲己化土，此仲景之妙法也。

腹痛兼發熱，加黃芩；惡寒，或腹中覺寒，加桂；怠惰嗜臥，有濕，胃虛不能食。或沉困，或泄瀉，加蒼术。自汗，加白术。小便不利，加茯苓。渴亦加之。氣弱者，加白茯苓、人參。氣盛者，加赤茯苓、砂仁。氣復不能轉運，有熱者，微加黃連。心煩亂亦加之。小便少者，加豬苓、澤瀉。汗多，津液竭於上，勿加之。是津液還入胃中，欲自行也。

不渴而小便閉塞不通，加炒柏、知母。小便澀者，加炒滑石。淋澀者，加澤瀉。且五苓散治渴而小便不利，無惡寒者不得用桂。不渴而小便自利，妄見妄聞，乃瘀血證，用黃柏、知母，以除胸中燥熱。竅不利而淋，加澤瀉，炒滑石。只治竅不利者，六一散中加木通亦可。心臟熱者，錢氏方中導赤散。中滿或但腹脹者，加厚朴。氣不順，加橘皮。氣滯加青皮一、橘皮三。氣短、小腹利者，四君子湯中去茯苓，加黃芪以補之。如腹中氣不轉者，更加甘草一半。腹中刺痛，或周身刺痛者，或里急者，腹中不寬快是也。或虛坐而大便不得者，皆血虛也。血虛則里急。或血氣虛弱而或目睛痛者，皆加當歸身。頭痛者，加川芎。苦頭痛，加細辛。此少陰頭痛也。髮脱落及臍下痛，加熟地黃。

1　五藥：實指五方：平胃散、黃芪建中湯、四物湯、四君子湯、五苓散。

予平昔調理脾胃虛弱，於此五藥中加減。如五臟證中，互顯一二證，各對證加藥，無不驗，然終不能使人完復。後或有因而再至者，亦由督任衝三脉爲邪，皆胃氣虛弱之所致也。法雖依證加減，執方對病，不依《素問》法度耳。是以檢討《素問》、《難經》，及《黃帝鍼經》中説，脾胃不足之源，乃陽氣不足，陰氣有餘，當從六氣不足，升降浮沉法，隨證用藥治之。蓋脾胃不足，不同餘臟，無定體故也。

其治肝、心、肺、腎，有餘不足，或補或瀉，惟益脾胃之藥爲切。《經》言至而不至，是爲不及。所勝妄行，所生受病，所不勝乘之也。至而不至者，謂從後來者爲虛邪，心與小腸來乘脾胃也。脾胃脉中見浮大心脉而弦小腸，其病或煩躁悶亂，心主主火，小腸主熱。火熱來乘土位，乃濕熱相合，故煩躁悶亂也。或四肢發熱，四肢者，脾胃也。火乘之，故四肢發熱也。或口苦舌乾咽乾，飲食不節，勞役所傷，以致脾胃虛弱，乃血所生病。主口中津液不行，故口乾咽乾也。病人自以爲渴，醫者治以五苓散，謂止渴燥，而反加渴燥，乃重竭津液，以至危亡。

《經》云：虛則補其母。當於心與小腸中，以補脾胃之根蒂也。甘溫之藥爲之主，以苦寒之藥爲之使，以酸味爲之臣佐。以其心苦緩，急食酸以收之。心火旺，則肺金受邪。金虛則以酸補之，次以甘溫及甘寒之劑，於脾胃中瀉心火之亢盛，是治其本也。

所勝妄行者，言心火旺，能令母實。母者，肝木也。肝木旺，則挾火勢，無所畏懼而妄行也，故脾胃先受之。或身體沉重，走注疼痛；蓋濕熱相搏，而風熱鬱而不得伸，附着於有形也。或多怒者，風熱下陷於地中也。或目病而生内障者，脾裹血，胃主血，心主脉，脉者血之府也。或云心主血，又云肝主血。肝之竅開於目也。或妄見妄聞，起妄心，夜夢亡人，四肢滿閉轉筋，皆肝木太盛而爲邪也。或生痿，或生痹，或生厥，或中風，或生惡瘡，或作腎痿，或爲上熱下寒，爲邪不一，皆風熱不得升長，而水火過於有形中也。

所生受病者，言肺受土、火、木之邪，而清肅之氣傷，或胸滿少氣短氣者，肺主諸氣，五臟之氣皆不足，而陽道不行也。或咳嗽寒熱者，濕熱乘其内也。所不勝乘之者，水乘木之妄行，而反來侮土。故腎入心爲汗，入肝爲泣，入脾爲涎，入肺爲痰、爲嗽、爲涕、爲嚏，爲水出鼻也。一説下元土盛剋水，致督、任、衝三脉盛，火旺煎熬，令水沸騰，而乘脾肺，故痰、涎、唾出於口也，下行爲陰汗，爲外腎冷，爲足不任身，爲脚下隱痛。或水附木勢而上，爲眼澀、爲眵、爲冷淚，此皆由肺金之虛而寡於畏也。

　夫脾胃不足，皆爲血病，是陽氣不足，陰氣有餘，故九竅不通。諸陽氣根于陰血中。陰血受火邪則陰盛，陰盛則上乘陽分，而陽道不行，無生發升騰之氣也。夫陽氣走空竅者也，陰氣附形質者也。如陰氣附于土，陽氣升於天，則各安其分也。

　今所立方中，有辛甘溫藥者，非獨用也。復有甘苦大寒之劑，亦非獨用也。以火酒二制爲之使，引苦甘寒藥至頂，而復入於腎肝之下，此所謂升降浮沉之道。自偶而奇、奇而至偶者也。陽分奇，陰分偶。瀉陰火以諸風藥；升發陽氣以滋肝膽之用，是令陽氣生，上出於陰分。末用辛甘溫藥，接[1]其升藥，使大發散于陽分，而令走九竅也。《經》云：食入於胃，濁氣歸心，淫精於脉，脉氣流經，經氣歸於肺，肺朝百脉，輸精於皮毛。毛脉合精，行氣於府。且飲食入胃，先行陽道，而陽氣升浮也。浮者，陽氣散滿皮毛；升者，充塞頭頂，則九竅通利也。若飲食不節，損其胃氣，不能克化，散於肝，歸於心，溢於肺，食入則昏冒欲睡，得臥則食在一邊，氣暫得舒。是知升發之氣不行者，此也。《經》云：飲入于胃，遊溢精氣，上輸於脾。脾氣散精，上歸於肺。病人飲入胃，遽覺至臍下，便欲小便，由精氣不輸於脾，不歸於肺，則心火上攻，使口燥咽乾，是陰氣大盛，其理甚易知也。況脾胃病則當臍有動氣，按之牢若痛。有是者，乃脾胃虛，無是則非也，亦可作明辨矣。

　火不能生土方　治心與小腸來乘脾胃，或煩燥悶亂，或四肢發熱，或口苦舌乾咽乾。《經》云：虛則補心、小腸。

　白术君　人参臣　黃芪臣　甘草佐　芍藥佐　黃連使　桑白皮佐

　瀉心火亢盛方　治心火亢盛，乘脾胃之位，以甘溫及甘寒之劑，於脾胃中瀉心火之亢盛。

　黃連君　黃蘗臣　生地黃臣　黃芩佐　知母佐　芍藥佐　石膏佐　甘草使

　所勝妄行方　治心火旺，能令母實，則肝木挾火勢，無所畏懼而妄行也，故脾胃先受之。或身體沉重，走注疼痛，多怒目病，而生內障。或妄見妄聞，起妄心，夜夢亡人，四肢滿閉轉筋，或痿或痹，或厥或中風，或生惡瘡，或腎痿，或上熱下寒。

　柴胡君　防風　芍藥　甘草　肉桂以上爲臣　羌活　獨活　白术　茯

1　接：原作“按”，據《脾胃論》改。

苓　豬苓　澤瀉　黃柏　知母以上爲佐　升麻使　藁本　川芎　細辛　蔓荆子　白芷　石膏　滑石

所生受病方　治肺受土、火、木之邪，而清[1]肅之氣傷，胸滿少氣，短氣咳嗽，寒熱。

人參君　黃芪臣　橘皮臣　白术　白芍　桑白皮　桂枝以上爲佐　木香　五味子　檳榔佐。此三味以除客熱　青皮破滯氣　桔梗爲引經　甘草諸酸之藥皆可。

所不勝乘之方　治水乘木之妄行，而反來侮土，故腎邪入心爲汗，入肝爲泣，入脾爲涎，入肺爲痰、爲嗽、爲涕、爲嚏、爲水出鼻。一説下元土盛剋水，致督、任、衝三脈盛，火旺煎熬，令水沸騰而乘脾肺，故痰、涎、唾出口也。下行爲陰汗，爲外腎冷，爲足不任身，爲脚下隱痛。或水附木勢而上，爲眼澀、爲眵、爲冷淚。由此皆肺金之虚而寡於畏也。

乾薑君　白术臣　川烏頭臣　蒼术佐　茯苓佐　豬苓佐　附子佐。炮，少許　肉桂佐。少許　澤瀉佐

又　論

夫飲食入胃，陽氣上行，津液與氣入於心、貫于肺，充實皮毛，散於百脈。脾稟氣於胃，而澆灌四旁，榮養氣血者也。今飲食損胃，勞倦傷脾，脾胃虚則火邪乘之，而生大熱。當先於心分補脾之源。蓋土生於火，兼於脾胃中瀉火之亢甚，是先治其標，後治其本也。且濕熱相合，陽氣日以虚。陽氣虚則不能上升，而脾胃之氣下流，併於腎肝，是有秋冬而無春夏。春主升，夏主浮。在人則肝、心應之。弱則陰氣盛，故陽氣不能經管。《經》云：陽本根于陰，惟瀉陰中之火。味薄風藥升發，以伸陽氣，則陰氣不病，陽氣生矣。《傳》云："履端於始，序則不愆"，正謂此也。《經》云："天明則日月不明。"邪害空竅，陽氣者閉塞，地氣者冒明。雲霧不精，則上應白露不下。在人則緣胃虚，以火乘之，脾爲勞倦所傷，勞則氣耗而心火熾動，血脈沸騰則血病，而陽氣不治，陰火乃獨炎上，而走於空竅，以至燎於周身。反用熱藥以燥脾胃，則謬之謬也。

胃乃脾之剛，脾乃胃之柔，表里之謂也。飲食不節，則胃先病，脾無所稟而後病；勞倦則脾先病，不能爲胃行氣而後病。其所生病之先後雖異，所受邪

1　清：原作"青"，不通，據文義改。

則一也。胃爲十二經之海。十二經皆稟血氣，滋養於身。脾受胃之稟，行其氣血也。脾胃旣虛，十二經之邪不一而出。假令不能食而肌肉削，乃本病也。其右關脉緩而弱，本脉也。而本部本證脉中，兼見弦脉，或見四肢滿閉，淋溲便難，轉筋一二證，此肝之脾胃病也。當於本經藥中，加風藥以瀉之。

本部本證脉中，兼見洪大，或見肌熱煩熱，面赤而不能食，肌肉消一二證，此心之脾胃病也。當於本經藥中加瀉心火之藥。本部本證脉中，兼見浮澀，或見氣短、氣上喘，咳痰盛、皮澀一二證，此肺之脾胃病也。當於本經藥中，兼瀉肺之體及補氣之藥。升陽益胃湯是也。

本部本證脉中，兼見沉細，或見善恐欠之證，此腎之脾胃病也。當於本經藥中，加瀉腎水之浮，及瀉陰火伏熾之藥。故人之百病，皆由脾胃衰而生也。假如時在長夏，于長夏之令中立方，謂正當主氣衰而客氣旺之時也。後之處方者，當從此法加時令藥。名曰補脾胃瀉陰火升陽湯。

補脾胃瀉陰火升陽湯方

柴胡一兩五錢　甘草炙　黃芪臣　蒼术泔浸、去皮　羌活各一兩　升麻八錢　人參臣　黃芩各七錢　黃連酒炒，五錢，臣佐　石膏少許[1]，長夏微用，過時去之從權。

右每服三錢，水二盞，煎至一盞，去渣，大溫服。早飯後、午飯前，間日服。服藥之時，忌語話一二時辰許。宜減食及忌酒、濕麪、大料物之類。恐大濕熱之物，復助火邪而愈損元氣也。又忌冷水及寒涼淡滲之物，及諸果，恐陽氣不能生旺也。宜美食、溫食及薄滋味，以助陽氣。大抵此法此藥，欲令陽氣升浮耳。若滲泄淡味，皆爲滋陰之味，爲大禁也。雖然亦有從權而用之者，如見腎火旺及督、任、衝三脉盛，則用黃柏、知母，酒洗訖，火炒制，加之。若分兩，則臨病斟酌，不可久服，恐助陰氣而爲害也。小便赤或澀，當利之。大便澀，當行之。此亦從權也。得利則勿再服。此雖立食禁法，若可食之物，一切禁之，胃氣失所養矣，亦當從權而食之以滋胃也。

延寶三乙卯曆三月吉辰
二條通書肆武村刊行

1　少許："少"字原殘。據《脾胃論》補正。

校 後 記

《小青囊》爲醫方書，10卷，明·王良璨編於明晚期。該書今傳世者僅有日本延寶三年（1675）刻本孤本，此即本次校點所用底本。

一、該書作者与内容特点

《小青囊》原書無序跋，僅卷首題"秣陵求如王良璨玉卿氏編次"。據此，該書的編者爲王良璨，字玉卿，號求如，秣陵（今江蘇南京）人，餘皆不詳。《松江府志》著錄明·王良燦著《小青囊》10卷[1]，其中"燦"當爲"璨"之誤。《松江府志》所載，可證《小青囊》出自國人王良璨之手，卻無法進一步了解作者的生平及該書具體編寫年代。

該書今有和刻本，其刻成之年相當於清康熙十四年（1675），此可作爲該書成書的下限之年。該書除編者之名外，還有助梓人京口王化淳、涇川楊文見（完素）、東官鄧逢年（子田）、東粵溫蒂元（敏之）。但經檢索，以上人名的生活時代均不明。要確定該書成書年的上限，只有查考書中引用的人或書。

經查該書引用人名以明代人居多，例如復庵（戴元禮）、吳綬、茭山（吳球）、山甫（吳崑）等，其中最晚的是吳崑，其所著《醫方考》成書於明萬曆十二年（1584）。校勘中還發現，該書某些文句亦見於明·王肯堂《證治準繩》（1602），但因《小青囊》中尚未明確引用王肯堂或《證治準繩》之名，故不能以此作爲《小青囊》成書上限的依據。今存和刻本依據的底本已亡佚，不可考。但和刻本距離明亡（1644）僅31年，該書傳入日本，并在日本翻印也需要時間，因此該書的編成，當不會晚到明亡之後，大約在《醫方考》成書至明末之間（1584—1644），即明代晚期。

和刻本《小青囊》未見序跋凡例，因此無法直接了解作者編書的主旨。書名中的"青囊"，字面意義爲青布袋。但由於囊中盛放的東西不同，又往往借指不同行業（如醫術、卜筮、堪輿等）。此書爲醫方書，書名"青囊"前冠以"小"字，可能寓意所載之方不多，但精要便用。

該書10卷，看似書挺大，其實文字不過十幾萬，載主方也只有39首，這與一般平行羅列藥方、且多以病統方的醫方書有所不同。該書結構、體例的最大特色，是其前8卷以常用主方爲綱，通過主方加減而衍生之方爲目。衍

---

1 轉引自何時希所著《中國歷代醫家傳錄》（上）。

生方甚多的主方，一方卽自成一卷，如卷一爲四君子湯，卷二爲四物湯。其餘主方則數方爲一卷。“四君子湯”的衍生方有 32 首，“四物湯”的衍生方則多達 53 首。但也有 9 首主方無衍生方，例如愈風湯、香蘇散、十神湯、天王補心丹及其他 5 種成藥方。全書衍生方共計 336 首。連同主方，該書前 8 卷載方 375 首。

《小青囊》所載的 39 首主方，并非以漢代張仲景經方爲主，也不講究諸方演化的先後歷史源流，而是選取臨床常用、廣用、有效的方劑。其中雖以湯劑爲多，但也包括若干成藥，可見該書無論是書籍的形式還是所選藥方，都立足於臨床便用，這一特點與其書名“小青囊”（一小布袋可盛，易攜易取）完全貼合。

各主方方名之後，次第介紹方名意義、方組（各藥名、劑量、炮制法、功效主治、忌反畏惡）、煎藥法、服藥法、功效主治及名家方論、隨證加減用藥法等，內容詳盡實用。此後若有衍生方，則先列“加減湯名治病”，卽通過藥味加減組成的新方及其主治；後列“合和湯名治病”，卽主方與其他藥方組合而成的新方及其主治。這兩類衍生方下的內容均極爲簡單，如四君子湯“加減湯”中的“朱君散：卽本方加朱砂、麝香爲末，燈心、鈎藤湯下。治小兒虛弱，驚悸、吐瀉後有此證并糞青。”“合和湯”中的“調胃散：卽本方合平胃散。健脾和胃。”這種以主方帶衍生方的方法，能以少馭多，既便記憶，亦便臨證實用。

該書以主方爲綱以統諸方的特點，是明代醫方書的一種新發展。

縱觀中醫方劑發展史，秦漢以前“苦於無方”，但經過千餘年的彙聚積累，到宋代醫方已急劇增多，明代更是醫方發展的高潮期，僅《普濟方》一書就收方達 6 萬餘。此前多見的“一病一方”、“以病統方”的方式已經很難駕馭衆多醫方。至明代中後期，吳崑《醫方考》、張景岳《景岳全書》中的“新方八陣”“古方八陣”、施沛《祖劑》等一批以醫方爲研究對象的方書應運而生，從而使醫方逐漸從疾病診治的附屬內容，形成一個獨立研究領域。《小青囊》就産生於明後期這樣一種氛圍之中。該書采用以上體例及其引用的方論，主要受明代吳崑《醫方考》的影響。

除以上 8 卷論方之外，該書之末還有兩卷，分別爲“用藥”與“諸賢論”。卷九“用藥”并非羅列藥物性味功效，而是依據臨床常見用藥需要，以治氣、治喘、治血、治諸積、治痰、治火、治鬱、飲食傷、臟腑瀉火、妊娠傷寒等爲綱，介紹常用藥物。例如"治飲食傷藥品"："肉傷，山查子。粉麵傷，神麴、麥芽。生冷肉食、果子傷，草果、砂仁、青皮、枳實。酒食傷，葛根、紫蘇、砂仁、烏梅、枳實……"該卷中的"用藥寒溫相得舊論"，輯錄百餘對常用配伍藥物的主治，例如"麻黃得桂枝則能發汗。芍藥得桂枝則能止汗"。這些內容均甚方便臨床運用。卷十"諸賢論"乃醫學理論論說，涉及陰陽、榮衛、氣、血、痰、火及脾胃等論說。其中摘引金元醫家的論述尤多。

二、底本流傳及參校諸書

　　校點底本爲日本延寶三年（1675）刻本，屬於"和刻本"，今存世唯此孤本，故無可選擇，只能用它作校點底本。此和刻本與中國多見的刻本古籍不同，其頁面呈扁長方形，版框高 11 釐米，寬 17.5 釐米。每半葉 12 行，行 12 字。白口，四周單邊，無行格。其文字主體雖爲漢字，但也夾雜了日本假名旁注，使用了少量特殊的日本漢字與俗字。全書多數藥方（含主方及衍生方）均用眉批方式提示其主治。和刻本無序跋凡例，但該書初刻本是否有序跋、凡例、眉批及總目錄，今無可考。各卷之首有書名卷次及"附方目錄"，次爲該卷正文。其卷首又重複書名卷次，且綴以"湯名"二字。卷首有作者題署（"秣陵求如王良璨玉卿氏編次"），及助梓人籍貫姓氏。書末載"延寶三乙卯曆三月吉辰／二條通書肆武村刊行"。

　　此本今存於日本國立公文書館內閣文庫，書號 305–131。3 冊。各冊之首有藏書印 4 枚。其中"多紀氏藏書印""躋壽殿書籍記"二印乃躋壽館首藏此書時所鈐。躋壽館由日本幕府醫師多紀元孝創立於明和二年（1765）。日本寬政三年（1791）躋壽館轉爲幕府官辦醫學館，故其藏書又加蓋"醫學圖書"藏書印。另"日本政府圖書"乃日本內閣文庫的藏書印（始用於 1886 年）。其時多紀氏醫學館藏書移藏於內閣文庫，故加鈐"日本政府圖書"印。據以上藏書印，可以了解《小青囊》爲多紀氏收藏以後的歷史。但該書何時傳至日本？武村書肆翻刻所據底本情況如何？一無所知。由於多紀氏收藏了此書，故多紀（丹波）元胤《醫籍考》著錄了《小青囊》書名、卷數及作者，且云"存"。中國明清書志均未著錄此書，亦未見後人引用此書，僅《松江府志》載王良燦著《小青囊》10 卷。故此書在和刻本問世之前的流傳過程不明。

　　鑒於《小青囊》和刻本乃孤本，故校勘無該書其他版本可作對校用。該書主方偶載此方出自何人，或在方論及加減法等處引用前人之言，例如書中引陶節庵、劉純（宗厚）、王綸（節齋）、戴元禮（復庵）、吳崑（山甫）等。以此爲線索，可以追溯其所引之文以作他校之用。此外，該書各卷有分目錄，此目錄在方名之下又用小字注其加減藥或合和湯名，或再注別名、劑量等。此種目錄似又兼有提要作用。據此分目錄，有時也可校勘正文的某些内容。

三、校點中所遇問題與處理法

《小青囊》乃醫方書，内容并不艱深，加之引文甚少，因此校勘文句尚不困難。該書校點中遇到最多的問題是處理文字。

該底本爲一般書坊所刻的和刻本，其刻工水平并不太高，尤其是框上眉批，字小框窄，不易辨認。全書有日本假名旁注，更容易影響某些字的辨識。書中經常可見當時日本習慣用字或俗寫字。例如將“當歸”寫作“當皈”，“勞”寫作“労”，“承”寫作“亲”“澤”寫作“沢”等。甚至還有彼邦民間自造字，例如該書仿照“陽”的簡化字“阳”，將“陰”字簡化爲“阴”，但其右卻不刻作“月”而刻作“彐”，很容易被誤作“阳”。書中常見的類似易混淆的形近字還有“刺－剌”“疸－疽”“拘－狗”“未－末”“元－亢”等。

此外，該書因印刷、保管不善，原書有蟲蠹、紙破、版損等問題，造成一些文字的缺損。有的文字缺筆，還能據文義推測，但有時成句殘損，無殘筆可供推測，就要利用校勘，據其他書籍中的相同内容予以訂補。

此外，該書各卷前有本卷目錄，但其目在衍生方名之下，又用小字附刻其方劑組成（如“枳桔二陳湯二陳加枳實、桔梗”），甚至加衍生方別名、劑量等，這就不像是規範的方名目錄，而像是書前的諸方提要。爲符合現代出版物的目錄要求，本書根據書中的實際内容新編全書目錄，而把原書各卷的分目錄仍予以保留，作爲各卷衍生方提要。

鑒於該書大多數衍生方内容極爲簡單，不過一兩行字，且皆接排，若全書目錄前每一衍生方皆出示頁碼，既無裨於檢索，又虛耗篇幅，故校點本新編目錄僅出示衍生方名。